亚健康中医解读

主　审　许二平　许东升　高希言

总主编　杨英豪

主　编　吕翠田　潘万旗

河南科学技术出版社

·郑州·

图书在版编目(CIP)数据

亚健康中医解读/杨英豪总主编.—郑州:河南科学技术出版社,2018.11(2024.6重印)

ISBN 978-7-5349-8960-5

Ⅰ.①亚… Ⅱ.①杨… Ⅲ.①亚健康-防治②养生(中医) Ⅳ.①R441②R212

中国版本图书馆 CIP 数据核字(2017)第 210341 号

出版发行:河南科学技术出版社

地址:郑州市郑东新区祥盛街 27 号   邮编:450016

电话:(0371)65788613 65788629

网址:www.hnstp.cn

策划编辑:马艳茹

责任编辑:邓 为 王俪燕

责任校对:董静云

封面设计:中文天地

责任印制:朱 飞

印 刷:三河市腾飞印务有限公司

经 销:全国新华书店

开 本:850 mm×1168 mm 1/32 **印张**:4.75 **字数**:100 千字

版 次:2018 年 11 月第 2 版 2024 年 6 月第 2 次印刷

定 价:42.00 元

主　审　许二平　许东升　高希言

总主编　杨英豪

序

健康不是一切，但没有健康就没有一切。在人生长河中，健康具有基础性作用，是工作、生活、事业和家庭的根基。由于现代生活的节奏过快、环境污染、工作压力过大、生活方式不当等多种原因的不利影响，人们的健康稳态被打破，健康受到威胁，处于不健康而又非疾病这一亚健康状态的人群也不断增多。

在应对亚健康状态方面，西医学因该状态的不适表现或诊断指标尚未达到疾病诊断标准，而致无病可诊，无病可治，无药可用。中医疾病概念外延广泛，内涵丰富，以人们的不适症状为主即可明确中医诊断、辨病、辨证、辨症、辨体质而施治，可较好地契合于亚健康状态的调理。同时，中医药有中药、针灸、推拿、理疗等多样治疗手段，有简、便、效、廉等诸多特点，使中医药在调理亚健康方面具有明显优势。

国家高度重视中医药在健康服务方面的作用。2016年2月22日，国务院发布《中医药发展战略规划纲要（2016—2030年）》，纲要中明确指出："大力发展中医养生保健服务，加快服务体系建设，提升服务能力。"《中华人民共和国中医药法》也规定，"国家发展中医养生保健服务"，"县级以上人民政府应当发展中医药预防、保健服务"。另外,人们对健康越来越重视,对亚健康知识学习与亚健康状态调理的需求也越来越强,呼唤有一套完整介绍中医药调理亚健康的书籍。

河南中医药大学亚健康研究所,顺应大众需求与时代召唤,总结研究所成立几年来的研究成果,并组织河南中医药界在亚健康调理、养生保健方面的有识之士与专家学者,充分挖掘中医药在亚健康状态调理方面沉淀下来的宝贵经验,几经易稿,编写出了本套亚健康著作。本套著作不仅满足了人们的需求,而且填补了我校亚健康专著的空白;不仅是人民群众了解亚健康的通俗读物,而且可以作为中医药院校亚健康课程的教学参考书。

通过阅读本套书籍,可使人们了解亚健康基础知识,熟悉亚健康中医调理原则和常见亚健康状态中医调理方法,提高人们正确防控亚健康的技能,扭转亚健康状态人群罹患疾病趋向,让人们更健康长寿,而无"忠义之人,天不予寿"之叹。

本套亚健康著作付梓之际,特予以简要介绍。书中错漏之处,请读者批评指正。

河南中医药大学校长　许二平
2017 年 7 月于郑州

前　言

　　健康是人们的基础需求,随着人们的其他需求不断满足,其基础地位更加凸显,且日益受到人们的重视。近年来人们对健康的关注度日益提高,有关健康的广播、电视节目、讲座很受欢迎,保健品、营养品的大力开发和畅销热卖,还有养生保健类书籍也备受推崇等,一切与健康有关的事情和现象都成为当下的关注点。

　　诺贝尔奖得主 Peter Medawar 曾经说过:“延长健康、快乐的美好生活是医学的灵魂。”从某些意义上说,这就是一切医学研究者为之奋斗的最高目标。因此对健康的追求一直是人类探索的领域,健康是人类永恒的话题,也是人类共同的愿望。面对疾病的折磨和带来的痛苦,人类唯恐躲避不及;面对亲人的亡故,总是痛心而不舍;面对死亡,也是畏惧和恐慌。趋利避害的天性促使人类致力于探索如何保持健康而不生病,如何远离疾病而寿终正寝,如何延长寿命而不短夭等。

　　人类想要的健康的最终目标是什么? 第一是无疾,第二是长寿。中国历代帝王的梦想中都存在着一个长生不老的情结,从秦始皇追求长生不老术到帝王们亲身去服用各种不老丹药,但不变的事实是人的生命终归要终结。从不现实地追求长生不老到归于现实研究如何能够长寿,古今多有案例。究竟人类能长寿到何时呢? 我国最早的医学文献《黄帝内经》谈到“度百岁而终”,现代的寿命学说、衰老学说告诉我们人类可以活到 120 岁左右。

但为什么现实中很少的一部分人可以长寿，又为什么众多的人不到六七十岁就疾病缠身？古人说"无疾而终"，人就像秋天的落叶一样自然而然地凋亡离去，这真是一个人在人世间的最后美好的愿望，可现实是疾病的折磨成为我们在人世上最后的苦难。

如何能够长寿？又如何能够无疾？如果把侵害我们机体健康的危害因素视作盗窃入室的贼，那么加固住室的安全防线就可以起到防范盗贼作用。对于人体而言，加固我们的健康防线、健康意识、健康行为、健康环境、健康情绪等都必然成为积极防范疾病的发生、延年益寿的不可忽视的内容。

目 录
CONTENTS

第一章　亚健康

第一节　亚健康是什么

一、什么是健康与疾病

在追求高幸福指数的当今,健康是一个备受科学和大众关注的主题。对个人而言,健康不仅决定了生命的长度,也决定了生命的宽度,而且提供了个体在生命过程中对社会、家庭贡献的基本保证。对整个人类而言,一个民族、一个国家的健康将直接影响民族、国家乃至整个人类的昌盛。

人们对健康的认识不断丰富和完善。健康的内涵由单一的生理健康发展到生理、心理健康,又发展到生理、心理、社会良好三个层面。世界卫生组织(WHO)在1948年对健康所下的定义是:健康不仅仅是没有疾病(disease)或者虚弱(infirmity),而且是指一种躯体、精神和社会适应完整的良好状态。从 WHO 所给的定义可以知道,健康不仅仅是躯体、器官、系统发育良好,功能正常,没有临床疾病,并且在精神状态方面,也具有良好的个性和心态、精神面貌、情绪心理等表现,甚至更进一步地表现在能适应社会——在家庭、工作、学习环境中,有良好的处事能力,能够良好地适应,并能够愉悦地与他人相处,有良好的人际关系。如果按照这个标准,能够属于"健康"的人群并不多。

(附:1989 年 WHO 根据现代社会的发展,将"道德健康"纳入健康概念之中,提出 21 世纪健康新概念:健康不仅是没有疾病,而且包括躯体健康、心理健康、社会适应良好和道德健康。道德健康是指个体在所处的社会中,能够按照社会准则规范自身行为,并拥有对人类很深的认同、同情与爱,能真诚地帮助他人,区分手段与目的、善与恶,做有益于人群的建设性服务。)

WHO 关于健康的十条标准是:①有充沛的精力,能从容不迫地安排生活,胜任工作,而不感到疲劳和紧张;②处事乐观,态度积极,勇于承担责任;③精神饱满,情绪稳定,善于休息,睡眠良好;④应变能力强,能适应外界环境各种变化;⑤自我控制能力强,善于排除干扰;⑥体重适当,身体匀称,站立时头肩臂的位置协调;⑦眼睛明亮,反应敏捷,善于观察;⑧牙齿清洁,无空洞、无痛感、无出血现象,齿龈颜色正常;⑨头发有光泽,无头屑;⑩肌肉和皮肤有弹性,走路轻松。

疾病是机体受一定因素损害后所出现的异常生命活动过程,是在一定病因作用下自稳调节紊乱而发生的异常的生命活动过程。通常每一种疾病有确定的病名和诊断依据,其表现出符合临床诊断的异常症状、体征方可诊断为某一种疾病。如感冒即是指在受到外邪损害后所出现的机体一系列的异常表现,如"鼻塞、流涕、喷嚏、头痛、恶寒、发热、全身不适"等异常的生命活动过程。

人体除了健康和疾病两种基本状态,还有没有第三种状态呢? 根据以上标准,对人群进行的统计调查资料显示,全世界符合 WHO 关于健康定义的人群只占总人口数的 15%,另外 15% 的人处于疾病状态,而剩下的 70%的人则处于第三种状态。这庞大比例的第三种状态是什么呢?

二、亚健康是如何提出的

在医学研究过程中研究者发现,生活中某人感觉身体不适,也怀疑自己是否患有某种疾病,前往医院进行检查诊断,进行相关系列检查之后,并不能明确判断其患有某种疾病;但是根据患者存在不适的自我感觉,并不符合健康标准。应该如何认识这种现象?对此苏联学者 N.布赫曼(N. Berhman)于 20 世纪 80 年代首先提出"第三种状态"的概念,即描述人体所存在的一种非健康、非疾病的中间状态。随后许多国家的研究学者相继提出类似的名称,如亚健康态、病前状态、灰色状态、中间状态、半功能状态、中介状态、亚临床状态、亚疾病状态、临床前态、隐匿状态、诱病态、浅病状态、潜病状态、亚临床期、临床前期、潜病期等。"亚健康状态"是我国学者王育学首先提出的中国名称。由于亚健康状态是机体在无器质性病变的情况下发生了一些功能性改变,因其主诉症状多种多样且不固定,曾经被称为"不定陈述综合征"。WHO 于1999 年提出亚健康和艾滋病是 21 世纪人类最大的敌人。

三、亚健康的概念

什么是亚健康?亚健康是指人体处于健康和疾病之间的一种状态。处于亚健康状态者,不能达到健康的标准,表现为一定时间内的活力降低、功能和适应能力减退的症状,但不符合现代医学有关疾病的临床或亚临床诊断标准——《亚健康中医临床指南》(2006 年中华中医药学会颁布)。

亚健康是介于健康和疾病之间的中间状态,是机体身心呈现活力、功能和对外界适应力降低的一种低质量状态,指躯体、心理、社会适应等方面感觉不舒适或不适应的状态和症状,呈现出与年龄不相称的组织结构和生理功能的衰退状态。针对此种状态不能确诊为某种疾病,无明确疾病指征,不符合现代医学相关疾病的临床或亚临床诊断标准。

对于亚健康状态的界定,首先要明确排除机体存在的疾病状态和属于疾病因素导致的躯体疲劳和虚弱状态,其次要明确亚健康状态的构成要素:①病前状态:身体并非疾病状态,介于健康和疾病之间的状态,有疾病感觉但缺乏临床检查实证,提示了有潜伏发病的趋势和发病信号。②生理功能衰退状态:表现出与自身年龄不相称的组织结构和器官生理功能衰退状态。③低质失衡状态:躯体表现出在组织结构退化或者生理功能减退之下的身体紊乱失衡,机体组织器官功能发挥不正常。④欠完美状态:在生理、心理、社会适应能力方面表现出自身或者他人不满意的现象。

四、亚健康的理解范畴

基于亚健康的概念,属于亚健康范畴的有:①机体身心有不适感觉,而临床实验室检查正常,即"自觉不爽,检查无病"的状况;②有造成机体不适感觉的某些症状,在一定时期内尚难以确诊的状况;③某些临床检查正常值的高、低限值状态,如血脂、血糖、血压、心率、血钙、血钾、血钠等偏高或者偏低状态等;④某些病原体携带状态,如乙肝病原携带者、结核菌携带者、某些病毒携带者等,虽然身心功能无明显异常,但病原体检查实验值异常;⑤高致病危险因子状态,如身体超重、长期吸烟、精神过度紧张等,或存在有家族发病史如家族性高血压病;⑥机体的特别生理阶段如衰老阶段、围绝经期,表现出一定程度的虚弱和不适,属于机体的亚健康阶段;⑦某些重病、慢性病临床治愈后的恢复期,表现为虚弱或者不适状况。

五、亚健康常见人群

目前研究发现,亚健康常见人群主要为下列人员:①工作任务重、精神压力大、脑力劳动繁重的人群,如承担重大责任的领导、干部等人员;②工作节奏快,生活无规律的人群,如经常加班人员、经常出差人员等;③久坐、过度用脑和缺少体力活动的人群,如知识分子、IT 行业人员、办公室文员等;④对新的生活、工作环境适应性差,人际关系紧张的人群,如刚参加工作人员、外出求学人员等;⑤情感空虚、悲观郁闷人群,如单身、留守人员等;⑥遭受突发事件或受精神打击的人群,如离婚者、丧失亲人者等;⑦有不良生活习惯和恶习者,如饮食不平衡、酗酒者、嗜烟者等;⑧体弱人群或者机体处于转折的人群,如青少年、孕妇、男女更年期人群等;⑨长期从事简单、机械化工作人员(缺少与外界的沟通和刺激)。

六、对于亚健康的认识误区

作为医学术语,亚健康概念虽然有一定的范畴,但由于亚健康状态的机体没有固定的症状表现,并且个体主观感觉比例较大,因此亚健康范围比较广泛,涉及躯体、心理和社会适应等多个层面,其内涵范畴极其广泛,这就容易造成在生活中被不恰当地滥用。给利用亚健康来做文章的机构、行业大开方便之门,尤其被商家利用。许多商家将其作为一种市场促销的噱头,甚至并不十分清楚亚健康是什么概念,就打着亚健康的旗号和标签,到处兜售所谓的治疗亚健康的产品,炒作某些具有保健功能的产品,如保健床、保健枕头、保健茶壶等,使得这一专业术语被滥用。因此要注意警惕亚健康的泛滥使用,就需要明确认识亚健康的内涵,对亚健康有更准确严谨的评价和评估标准等。

第二节　亚健康的诊断和表现

一、如何诊断亚健康

《亚健康中医临床指南》根据亚健康状态的临床表现,将其分为以下几类:①以疲劳,或睡眠紊乱,或疼痛等躯体症状表现为主;②以郁郁寡欢,或焦躁不安、急躁易怒,或恐慌胆怯,或短期记忆力下降、注意力不能集中等精神、心理症状表现为主;③以人际交往频率减退,或人际关系紧张等社会适应能力下降表现为主。上述 3 条中的任何一条持续发作 3 个月以上,并且经系统检查排除可能导致上述表现因素的疾病者,目前可分别被判断为处于躯体亚健康、心理亚健康、社会交往亚健康状态。临床上这三种亚健康表现常常相兼出现。

二、亚健康有哪些分类

目前亚健康分为三类,即躯体亚健康、心理亚健康和社会适应亚健康(附:道德亚健康)。

1. 躯体亚健康

躯体亚健康是指机体在躯体方面所表现出的不适,处于机体低水平状态。目前根据躯体亚健康常见的表现可分为四种。

(1)疲劳性亚健康:躯体主要以持续 3 个月以上的持续性或者不易被解除的疲劳为不适表现,机体常乏力疲倦、体力不支、懒于运动、容易困倦疲乏,通过休息并不能有效缓解这种疲劳感。排除一切可能导致疲劳的疾病(如肿瘤、糖尿病、重症抑郁等)。

(2)睡眠紊乱性亚健康:躯体主要以持续 3 个月以上的睡眠失常为不适表现,可表现为入睡困难、容易惊醒、睡眠浅、容易早醒、醒后难以入睡、梦多等,或者嗜睡,晨起后有明显不快感,或者睡不解乏。排除可能导致失眠紊乱的各种疾病(如神经衰弱、重症抑郁、睡眠呼吸暂停综合征等)。

(3)疼痛性亚健康:躯体主要以持续 3 个月以上的各种疼痛为主要表现,如可表现为头痛、咽喉痛、肩背僵硬疼痛、腰部酸痛、肌肉酸痛、关节疼痛等。疼痛可能为间歇性或持续性,性质可能为钝痛、胀痛、刺痛,或可伴随压迫感、麻木感或者其他不适感觉。排除可能导致疼痛的各种疾病(颈椎病、腰椎间盘突出症、风湿性关节炎等)。

(4)其他症状性亚健康:以持续 3 个月以上的其他表现为不适的机体亚健康,并排除可能导致这些不适症状的各种疾病。

（附：躯体亚健康还可以根据不适症状所属系统的特点分类，如易感冒性亚健康、心肺功能低下性亚健康、消化不良性亚健康、内分泌代谢紊乱性亚健康等。）

2. 心理亚健康

心理亚健康是指机体在心理方面所表现出的不适，处于机体低水平状态。目前根据心理亚健康常见的表现可分为四种。

（1）焦虑性亚健康：常表现为持续 3 个月以上的焦虑情绪。焦虑情绪是一种缺乏具体指向的心理紧张和不愉快的情绪，可表现为精神焦虑不安、急躁易怒、恐慌、伴有失眠、噩梦、血压增高、心率增快、口干、多汗、肌肉紧张、手抖、尿频、腹泻等不适症状。

（2）抑郁或淡漠性亚健康：常表现为持续 3 个月以上的抑郁或淡漠情绪。抑郁情绪是一种消极情绪，主要表现为情绪低落、郁郁寡欢、兴趣减低、悲观、冷漠、自我感觉很差和自责、失眠、食欲和性欲减低、记忆力下降、体重下降、兴趣丧失、缺乏活力等，有的甚至产生自杀念头。淡漠情绪是一种机体对于外界事件环境反应冷漠的消极情绪，主要表现为兴趣淡漠、欲望减退、懒于交往、懒散、精神不振、精神恍惚、思想涣散、反应迟钝等。

（3）恐惧性亚健康：有持续 3 个月以上的恐惧情绪。主要表现为恐惧、胆怯等不良情绪，还有神经质、疑心病、精神不振、记忆力减退、注意力不集中、失眠、健忘、反应迟钝、想象力贫乏、情绪易激动、遇小事容易生气、爱钻牛角尖、过于在意别人对自我的评价等。

（4）记忆力下降性亚健康：有持续 3 个月以上的近期

记忆力减退,或者不能集中注意力、不能专注做事等表现,容易忘事,如谷易忘记熟人的姓名等。排除可能导致记忆力下降的各种疾病(颈椎病、贫血、脑血管疾病等)。

3. 社会适应亚健康

社会适应亚健康是指在与他人交往中所表现出的非正常状态,可包括:①以人际交往频率减少或人际关系紧张等社会适应能力下降为主要表现,由于人际关系不和谐,使得个体不能很好地融入人群中,因此出现孤独、冷漠、猜疑、自闭、行为偏离等表现,甚至可能诱发身心症状。②对工作、生活、学习等环境难以适应,表现为社会适应能力差,不能较好地承担相应的社会角色,工作、学习困难,难以进行正常的社会交往等。

可以按照不同年龄,分为青少年社会适应亚健康、成年人社会适应亚健康和老年人社会适应亚健康。也可以按照社会适应的主观意愿分为逃避性社会适应亚健康和非逃避性社会适应亚健康。

(1)青少年社会适应亚健康:由于家庭教育方式不良或者个人心理发育不良,导致社会适应困难,在社会中与他人交往不和谐,处理不好人际关系,独立生活能力差,难以适应学习或者工作环境等。这种状态导致青少年苦闷压抑,产生烦恼情绪。

(2)成年人社会适应亚健康:由于成年人面对的家庭、工作环境问题复杂,人际关系也复杂多变,承担多个社会角色,面临家庭经济负担、婚姻关系、子女抚养和教育、老人赡养、工作挑战、知识更新等众多问题,容易因个体心理调节能力不足而难以适应,会出现忧愁、烦闷等不良情绪。

(3)老年人社会适应亚健康:老年人退休后,面临社会密集参与度减退的情况下对生活环境的适应,社会角色的减少,退休后生活的内容、社会地位改变等问题,容易因为不能很好地调节这种改变而难以适应,出现不良情绪等。

(4)逃避性社会适应亚健康:在社会交往中,由于害怕社会交往中的冲突、矛盾,或者不能正确合适地处理与他人交往中的冲突,自我心理调节能力不足,导致以回避、减少与他人交往为主的方式来面对社会交往,形成了逃避交往的状态。

(5)非逃避性社会适应亚健康:在社会交往中,主观意愿上希望和他人建立良好的人际关系,也愿意主动参与社会交往活动,但是由于不能正确处理与他人交往的方式,造成人际关系不和谐,使得个体不能很好地融入群体中,形成了孤独、苦闷的情绪等。

(附:根据WHO将"道德亚健康"纳入健康概念之中所提出的21世纪健康新概念,亚健康也包括道德亚健康,指个人由于道德意识存在问题,在世界观、人生观和价值观上存在着明显不利于他人和社会的偏差,也导致行为有不同程度的偏差,从而使其产生一种内心深处的不安、沮丧和自我评价降低的状态。)

三、亚健康的表现

目前对亚健康的研究资料显示,亚健康的临床表现比较广泛,可涉及机体多个系统和部位,在机体所表现出的侧重也不尽相同。如果归纳一下,属于亚健康的常见表现有:

1. 躯体亚健康

在躯体方面亚健康有较多的常见症状,例如:

全身	浑身无力、容易疲倦、周身不适、常感觉不易解除的疲劳、体力与精力下降、动作迟缓、体重减轻、体虚力弱、白天困倦、精神不振、懒于运动
脊柱四肢	颈肩腰背腿僵硬酸沉胀痛、肢体有沉重感、局部麻木感、手足易凉、畏寒怕风、掌腋发黏多汗、手汗多、不定位的肌肉痛和关节痛、四肢常有胀感、晨起或劳累后肢体肿胀
头面五官	头昏脑涨不清爽、头昏眩晕、头痛、眼睛容易疲劳、视力下降、两眼昏花、干涩作痒、鼻塞流涕、耳鸣、耳背、听力下降、眼睑肿胀、下垂、眼袋灰暗发青、面色灰暗无华、憔悴、皮肤粗糙干燥黯淡、缺少光泽、长色斑、皱纹、色素沉积等"未老先衰"症状
口腔咽喉	咽喉不爽有异物感、舌燥口干或咽干、咽痛或喉部有紧缩感、舌头有涩感或热感、口中有异常感觉如口苦、口酸、口甜、口咸等、口臭、口中有浊气、口中黏滞不爽吐之为快、口腔溃疡容易反复发作、味觉不灵、口淡乏味、口唇容易起疱疹
心胸部	心悸气短、胸闷不适、憋气气急、呼吸紧迫、胸痛胸闷、心前区有压迫感或紧缩感、心律不齐、易受惊吓、经前乳胀
胃肠腹部	经常泛酸嗳气呃逆、食后常易呕吐恶心、胃闷不适、腹部饱胀感、食欲不振、胃口不佳、脘腹经常有胀气感
二便	便稀溏、腹泻、大便黏滞不畅、肛门有湿热不适感、便秘、小便短赤、小便频多量少、小便浑浊等
睡眠	失眠、不易入眠、多梦、易醒早醒、晨不愿起、昼常打盹、嗜睡
其他	易晕车船、自觉低热、手心热、容易感冒、低热或自感低热、自汗、盗汗、性功能减退、月经周期紊乱

2.心理亚健康

在心理方面亚健康有较多的常见症状,例如:

偏焦虑	坐卧不安、心烦意乱、精神紧张、焦虑不安、容易激动、急躁易激怒、无事自烦、情绪不稳定、好发无名之火、经常容易说"烦死了"
偏抑郁或者淡漠	孤独自卑,忧郁苦闷,心情抑郁,情绪低落,少言寡语,悲观,早晨起床有不快感,或心理上产生严重的不适感觉,自觉活得很累,自我感觉很差,兴趣淡漠,欲望减退,懒于交往,懒散、精神不振,精神恍惚,思想涣散,反应迟钝,经常容易说"没兴趣""没意思""郁闷死了"
偏恐惧	有持续3个月以上的恐惧情绪,主要表现为恐惧、胆怯等不良情绪,还有神经质、疑心病、精神不振、记忆力减退、注意力不集中、失眠、健忘、反应迟钝、想象力贫乏、情绪易激动、遇小事容易生气、爱钻牛角尖、过于在意别人对自己的评价等
偏记忆力下降	注意力不容易集中、不能专注做事、思考肤浅、记忆力减退、健忘、易忘记熟人姓名

3.社会适应亚健康

偏逃避性	害怕与人交往、害怕发生社会交往中的冲突矛盾、尽量回避与他人正常交往接触、减少与他人交往次数等
偏非逃避性	愿意与他人建立良好的人际关系,但和他人交往容易发生矛盾,不能很好地融入群体中,伴随着孤独苦闷的情绪

第三节 亚健康的流行分布

一、国际分布

据相关资料统计,美国每年有 600 万人被怀疑处于亚健康状态,多见于 20 ~ 45 岁,有 14% 的成年男性和 20% 的成年女性表现出明显的疲劳,其中 1/8 最终发展为慢性疲劳综合征(Chronic Fatigue Syndrome,CFS)[1~3]。依照美国疾病预防控制中心修订 CFS 诊断标准,俄罗斯患病人数约占总人口的 25%[4],英国伦敦的患病率约为 2.1%,巴西圣保罗患病率约为1.6%[5]。2003 年来自美国堪萨斯州的调查显示,CFS 患病率为 0.24%(0.14%~0.33%),女性患病率(0.37%)高于男性(0.08%)[6]。另一项资料显示,澳洲有 3700 万人口处于亚健康状态[7]。日本国立公共卫生院曾经进行过一次大规模有关疲劳的专题调查研究,在全国 5000 余名 15 ~ 65 岁人群中,目前正感到"非常疲劳"的竟然高达 60%,其中因为学习压力过大、工作量大、家务重、精神紧张占据44%,还有 36% 不明原因。

二、国内分布

近几年来,有关亚健康状态的研究越来越受到国内研究者的关注和重视。一项覆盖全国 42 个城市的亚健康大样本流行病学调查结果显示,在 48960 例被调查者中,27839 人处于亚健康状态,占 56.86%。据中国国际亚健康学术成果研讨会公布的数据,我国人口有 15% 属于健康,15%属于非健康,70%属于亚健康,亚健康人数超过 9 亿[8]。由于在研究过程中所采用的并非统一的亚健康评价标准,各个研究采用的评估方法不统一、调查地区不一致,因此研究报道的亚健康检出率存在一定差异。综合文献中亚健康人群分布特征,亚健康检出率在地域、职业、年龄、性别上存在一定差异,具体论述如下。

1. 地域分布

2002 年 7 月中国保健协会在国内 16 个百万以上人口的城市针对居民健康状态进行了抽样调查,数据显示居民平均亚健康率 64%,北京列居首位,高达 75.30%,其次为上海(73.48%)、广州(73.41%)。根据 2009 年中国第一个亚健康专题网站统计全国 65 家健康体检机构数据所发表的亚健康研究学术报告指出,重点城市亚健康发病率依次是上海为67.62%、广州为 65.33%、北京为 61.25%、郑州为 58.66%、济南为 55.47%、大连为 51.21%、天津为 52.86%、重庆为43.39%、杭州为 42.25%、青岛为 40.80%[9]。由此可见越是大城市,经济越发达、生活节奏越快的地区和行业,亚健康状态发生率越高。

2. 职业分布

亚健康的高发人群以脑力劳动者和工作压力大的人群较多见,如企事业领导、白领阶层、营销人员、科研工作者、医务工作者、教师、学生等,而且研究生学历以上人群较其他学历人群亚健康状态发生率高[10]。曾由中国企业家联合会发起的针对数百名企业家健康状况的调查显示,由于职业压力与不健康的生活方式等多种因素,有92.3%的企业家存在一定程度的身心不健康,90.6%的企业家处于"过劳"状态,33.7%的企业家患有消化系统疾病,28.3%的企业家"记忆力下降",23.1%的企业家患有"三高",26.4%的企业家"失眠"[11]。对河南省普通高校教师亚健康状况的调查研究显示,41～50岁的人群亚健康发生率最高,达81.9%[12]。对约200名管理层人群的亚健康调查显示,亚健康发生率达65.05%[13]。有关知识分子的健康调查资料显示,该群体健康水平普遍低于一般人群,一份跟踪了近10年的"知识分子健康调查"显示,北京中关村知识分子平均死亡年龄为53～54岁[14]。一项对1000多名知识分子的亚健康症状调查显示,45岁以下中青年知识分子的亚健康发生率较高,其中前5位常见身心亚健康症状分别为易感乏力、记忆力减退、精神紧张、精力下降、失眠多梦[15]。北京CBD地区白领人士亚健康状态人群比例高达75.8%,主要表现为疲劳、肩颈腰背疼痛、咽干咽痛、健忘、头痛等症状[16]。有研究者在2006年调查南宁市区约1000名中学生也存在亚健康状况,发生率为29.83%[17],2015年对上海市杨浦区中学生亚健康状况进行的调查中显示,亚健康状态检出率为14.64%,其中躯体亚健康状态检出率为17.71%,心理亚健康状态检出率为13.78%[18]。

3. 年龄分布

大多数研究显示,31～50岁是亚健康状态的高发年龄,尤其是40～49岁占亚健康状态的49.8%[10]。青少年由于生理上的优势,处于亚健康状态的比例一般不会很高,但由于营养过剩和营养失衡、学习负担过重等因素已经使得部分青少年出现亚健康状态。据资料调查显示,46.9%的中小学生睡眠不足,并且体质偏弱,近视率高升。一项针对我国万名中小学生的心理健康测试显示,1/3 的学生有不同程度的心理异常表现,故我国青少年的亚健康问题也令人担忧[19]。此外,老年人群由于衰老和生理机能减弱,活动能力、防病能力及适应能力日趋下降,在心理上可能会经受亲人离世、社会联系减少、社会角色丧失、无基本经济收入等事件,而使老年人身心长期承受巨大压力,出现烦恼、空虚寂寞、情绪抑郁和失落等,其亚健康状况也不容忽视[20]。

4. 性别分布

大部分研究发现女性亚健康较男性发生率高。这可能与女性要同时面对工作、学习、家庭及生理多方面的压力有关。女性对环境刺激敏感性高,情绪变化快,抗压力能力差,且女性社会角色多,在承担家务、培养子女、赡养老人方面付出要比男性多,承担的生活压力相对较高。生理上的差异性也让女性更易患亚健康[21]。

5. 症状分布

亚健康的诸多症状中,其发生率也存在高低不同。在 3224 份针对亚健康人群的问卷调查中,疲劳、睡眠不好、疼痛、口咽不适、心胸不适、情志失调、胃肠不适、眼睛不适,以及体质虚弱等方面的 26 个症状为亚健康状态常见症状,发生率较高的症状主要是疲劳(78.67%)、睡眠质量差(73.36%)、记事困难(59.9%)、咽干(59.03%)、头昏沉(58.59%)、眼睛干涩(58.26%)、眼睛酸胀(57.77%)、身体疼痛(56.35%)[22]。

目前,伴随着经济快速发展,生活节奏加快,社会压力增大,处于亚健康状态的人口在许多国家和地区呈上升趋势,亚健康状态的人群在经济发达、社会竞争激烈的国家和地区中普遍存在,对于亚健康的防治需求日益提高,改善亚健康状态,调整病理状态,阻断亚健康向疾病的转变,是不可忽视的问题,因此对亚健康人群的健康管理将成为医学研究的热点之一。

参考文献

[1] William C, Andrew Lloyd, Suzanne D, et al. Identification of ambiguities in the 1994 chronic fatigue syndrome research case definition and recommendation for resolution[J]. BMC Health Services Research, 2003, 3: 1472 - 1480.

[2] 靳丽. 亚健康目前研究的进展[J]. 实用医技杂志, 2003,10(4):416.

[3] 吴赛珠,宋于刚. 战胜亚健康[M]. 北京:人民军医出版社,2003:1.

[4] 靳丽. 亚健康目前研究的进展[J]. 实用医技杂志, 2003, 10(4):416.

[5] 祝恒琛,谢成. 亚健康[M]. 北京:中国医药科技出版社,2002.

[6] HLíndal E, Stefánsson JG, Bergmann S. The prevalence of chronic fatigue syndrome in Iceland—A national comparison by gender drawing on four different criteria[J]. Nord J Psychiatry, 2003, 56(4):273 - 277.

[7] 王育学. 亚健康——21 世纪健康新概念[M]. 南昌:江西科技出版社,2002.

[8] Jordan KM, Landis DA, Downey MC, et al. Chronic fatigue syndrome in children and adolescents: a review [J]. J Adolesc Health, 1998, 22:4 - 18.

[9]张平.苏州市亚健康现患率及其影响因素分析[D].
苏州:苏州大学,2010.

[10]闫伯华,黄志坚,丁国允.亚健康状态的流行病学研
究进展[J].现代预防医学,2005,32(5):465-467.

[11]姚国荣,陶云,许亚元.企业家亚健康现状原因与调适
初步研究[J].中国卫生事业管理,2013(8):626-627.

[12]许阁.河南省普通高校教师亚健康的现状调查及调
控策略研究[J].体育科技文献通报,2015,23(8):
78-79.

[13]郭素敏,杨永辉,李辉.管理人群亚健康状态的症状及原
因探讨[J].河北医药,2015,37(1):125-126.

[14]周英,尤黎明,张晋碚,等.产生亚健康状态的原因及应
对措施[J].中国健康教育,2002,18(11):714-715.

[15]邹媛,姚华,林炜.新疆高校知识分子亚健康症状调
查[J].现代预防医学,2009,36(16):3083-3084.

[16]吴桐,张巧丽,雷顺群.北京CBD地区白领人士亚健康
调查报告[J].中国现代医生,2009,47(1):126-127.

[17]李荣源,刘彩红.南宁市城区中学生亚健康现状研究及
干预[J].吉林体育学院学报,2006,22(2):81-83.

[18]代银,夏箐,郑薇薇.上海市杨浦区中学生亚健康状
况及其影响因素分析[J].中国学校卫生,2015,36
(3):444-446.

[19]朱红红,许家佗.亚健康状态流行病学特征研究进展
[J].辽宁中医药大学学报,2010,12(8):52-54.

[20]周姗姗,杨全龙,王新本.老年人亚健康现状影响因
素及干预对策[J].保健医学研究与实践,2015,12
(4):85-87.

[21] 王秀,何裕民.中国不同性别亚健康人群差异分析[J].中国公共卫生,2012,28(1),15－16.

[22] 谢雁鸣,刘保延,朴海垠,等.亚健康人群症状学特征的临床流行病学调查.中国中医药信息杂志[J].2006,13(9):24－27.

第四节　认识亚健康的积极意义

一、健康的价值与疾病的代价

健康的价值在拥有的时候常常容易被忽视,只有当我们失去的时候,才真正意识到曾经拥有的健康是多么的不可缺失。有人曾经这样描述健康的价值,在人们一生所追求的各种目标中,有的追求财富,有的追求地位,有的追求名誉,有的追求爱情……如果这些都可以量化的话,这些都只是一个个的0,因为没有健康,没有生命,这些都将化为乌有。因此只有健康是具有决定性意义的数字"1",而有了这个1,才能使得所拥有的财富、地位、名誉、爱情等具有实际的意义,因为拥有健康就等于拥有生命。有了健康并不等于有了一切,但是没有健康就等于没有一切。

因此,作为一个懂得健康价值的人,会主动重视健康,并积极用行动去提高身体健康水平,使得健康价值得到提升;次之,也会注意不损害自己的身体健康,注意呵护自己的身体,让自己的健康保值;而不懂得健康价值的人,往往会忽视自身的健康,不懂得如何保持身体的健康,在不知不觉中损害了身体,造成健康的贬值;最愚昧的人是以为健康不会远离自己，肆无忌惮地透支自己的健康，造成疾病的降临，甚至导致死亡的来临，以至于生命缩水。这就是"聪明人——投资健康，健康增值；明白人——储蓄健康，健康保值；无知人——漠视健康，健康贬值；糊涂人——透支健康，生命缩水"。

在我国，人口老龄化、疾病负担已经成为广泛的社会、经济问题。疾病谱已经由原来感染性疾病为主而逐渐发展为以慢性病、代谢性疾病为主，心脑血管疾病、癌症等多种慢性疾病发病率增高。由卫生部疾病预防控制局和国家疾控中心联合发布的《中国慢性病报告》指出，我国慢性病死亡人数占总死亡人数的比例在近十年期间增加了 10%，已经上升至 81%，十年中支气管肺癌、肝癌、乳腺癌、脑血管病、冠心病、糖尿病的死亡率均呈现上升趋势，占总死亡率的 36%。在众多疾病中，多数被界定为"病"的都存在身体器官的器质性病变，凡出现器质性病变的疾病如糖尿病、心肌缺血等，一旦发展到出现明显的临床症状时，多已无法完全治愈，即不能将器质性病变恢复到正常，而只能有效地加以控制、缓解或防范其进一步恶化，减轻和控制临床症状。疾病带来的痛苦是折磨人的，人们为疾病付出的代价不仅仅是身体的痛苦，还有因为身体痛苦导致的幸福感降低，引起心里焦虑不安，以及对生命的担忧等煎熬，这些都导致生活质量下降，并且要承担一定的经济负担，甚至是承受较大的经济负担去支付昂贵的医疗费用；即使支付了经济费用，还要承受在治疗过程中治疗技术或者设备所带来的痛苦，服用药物所造成的毒副作用等。

二、亚健康的危害

人体亚健康状态的存在,是介于健康和疾病之间的过渡状态,不仅存在悄然向疾病发展的趋势,并且本身亚健康状态也对机体的健康造成了一定程度的危害,具体可体现在以下几个方面。

(1)亚健康主要发生在 40～59 岁的中年人中,他们大多是社会的精英和家庭的支柱,亚健康状态显著地影响着该人群的学习、工作和生活状态,也会对社会的稳定、科学研究发展、经济发展和家庭生活质量等具有不可忽视的负面影响。

(2)多数亚健康状态与生物钟紊乱存在因果关系,并且直接影响睡眠质量,加重身心疲劳,引发慢性疲劳综合征,甚至可能危及一些特殊作业人员如驾驶员、高空作业人员和竞技体育人员等的生命安全,并存在发生意外事故的潜在危险。

(3)处于亚健康状态的人,在身心情感方面已处于健康低质量状态,身体或心理亚健康极易相互影响,导致恶性循环,引发精神或机体疾病。如属于亚健康状态的人心理方面容易经常处在焦虑、忧郁、愤怒、沮丧等悲观情绪之中,而长期处于负面情绪的人也容易患气喘、关节炎、头痛、十二指肠溃疡、心脏病等,心理亚健康并且可以导致精神心理疾病的发生,如抑郁症、焦虑症、强迫症、自闭症、躁狂症、精神分裂等,甚至造成自杀和伤害他人。

(4)亚健康状态虽然没有发现器质性病变,也没有明确的疾病,但却出现精神活力和适应能力的下降,如果这种状态持续发展下去却得不到及时纠正,非常容易引起各种身心疾病和多种慢性疾病,如胃肠道疾病、高血压、冠心病、癌症等。

(5)严重的亚健康可明显影响健康,造成早衰,甚至突发急症导致英年早逝(过劳死)。长时间处于亚健康状态时身体在不断退化、老化,生理性衰老的人的生理和代谢过程就是处于功能低下的亚健康状态。亚健康状态必然加速衰老的进程和导致疾病的更早发生。处于亚健康状态的人,虽然一般情况下不会有生命危险,但若突遇高度刺激,如熬夜、发脾气等应激状态,也很容易出现猝死。

三、亚健康提出的积极意义

任何疾病的发生都不是突然而至的,大多数慢性非传染性疾病,如恶性肿瘤及心脑血管、呼吸、消化等系统疾病的发生,都有一个从健康到疾病的渐变过程。如食管癌在早期会出现胸骨后不适、烧灼感、疼痛、异物感和摩擦感,并有剑突下或上腹的不适、呃逆和嗳气,而该病一般在诊断前已有3~6个月的吞咽困难以及体重下降,甚至更早时候患者就存在进食梗阻感的症状。被称为"癌中之王"的胰腺癌死亡率极高,由于该器官处于腹部深处,早期很难发现。但是该病有一些高危人群,如慢性胰腺炎患者、长期吸烟者、长期过量饮酒者、长期高脂肪饮食者、肥胖及不爱运动者等,而这些高危人群都属于亚健康人群的范畴。亚健康状态是大多数慢性疾病的病前状态,亚健康使身体免疫力逐渐下降,疾病发作率增加。多数恶性肿瘤、心脑血管疾病和内分泌代谢疾病等均是亚健康人群免疫功能低下、多种应激因素综合作用、长期积累所致。

亚健康概念的提出,为提升、促进健康水平和降低疾病的发生提供了非常积极的意义。亚健康是介于健康与疾病的中间状态,并且是一个机体动态变化过程,即处于健康与疾病之间的动态变化过程。在这个渐变过程中,有一个较长的过程机体处于亚健康状态,这就决定了亚健康状态具有重要的双向转变性,并且亚健康状态的机体是处于功能失调的紊乱状态,尚未发展至器质性病变阶段,这一特点也决定了处于亚健康状态的机体具有很大转向健康的可逆性空间。即处于亚健康状态的机体,如果经过及时有效的调控,可向健康状态转变;如果没有得到及时有效的调控,不采取切实有效的干预措施,则可导致机体从亚健康向疾病的最终转化,甚至是发生致命性疾病。

从个体角度看,健康只有自己去真真切切地去关心,没有任何人能代替自己来关心健康,"最好的医生是自己""健康的钥匙在我们自己手中"。因此我们对于亚健康状态决不能忽视。从现代流行病学角度看,通过接受健康教育,干预亚健康,改变不良生活方式和行为习惯,能够有助于降低一些慢性病及传染性流行疾病的发病率。

亚健康概念的提出,也具有高度的医学战略意义,使得整个医学的战略从单纯治病转向对亚健康状态的关注和改善,从而发生从治疗疾病策略到预防疾病的重要策略的根本性转变。从社会角度看,亚健康概念的提出,倡导大众健康新理念,关注和干预亚健康,可实现节约社会医药卫生资源,减少医疗投入费用,改变整体社会健康状况,提高人群整体抗病能力,改变"英年早逝"现象,全面提高人们的生活质量。

从社会意义讲,疾病的负担也是一个社会问题和经济问题。如何减少我国对医疗卫生经济的需求度,将经济投入从疾病的投入转向健康管理投入,将会是一个更值得关注的话题。维护并改善我国人口大国的健康状况,重心需要予以调整,就是改善提高医疗保健状况,从预防疾病角度入手并抓起,控制疾病的发生率,改善人群的亚健康状态,在该阶段实现经济的少投入而健康的多回报,避免在疾病阶段经济的多投入而健康的少回报,使"自己少受罪,家人少受累,节省医药费,照顾全社会"。

世界卫生组织的《迎接21世纪挑战》中指出:21世纪的医学不应该继续以疾病为主要研究领域,应该以人类的健康为医学主要研究方向。进入新世纪以来,医学模式和发展趋势正在逐步经历由"以治病为目标的对高科技的无限追求"到"预防疾病与损伤,维持和提高健康"的过程。明确认识健康的内涵,保持人体健康状态,干预亚健康状态,降低发病率,将成为全世界研究的重点课题。

第五节　亚健康评估与管理

亚健康管理是对于个体或群体的健康危险因素和亚健康状态的全面管理过程。通过对亚健康状态的评价、制订干预计划、实施干预管理,以达到改善亚健康状况、预防慢性非传染性疾病的发生、降低疾病的发生率、降低医疗费用、提高生命质量、延长寿命的目的。

亚健康管理是一套完善周密的健康关怀服务,西方国家的健康管理计划已经成为健康医疗体系中非常重要的一部分,并已经证明能有效地降低个人的健康风险,同时降低医疗开支。在西方国家有一个普遍承认的成本核算,即在健康管理上投资1元钱,将来在医疗费用上可以减少8~9元钱。健康管理已经走入家庭、社区和企业等。通过健康管理,美国人近几年胆固醇水平下降了2%,高血压水平下降了4%,冠心病发病率下降了16%等。

全面、系统和全程的亚健康管理,可以实现对健康危险因子的检测评估和动态监测,实现对机体身心负荷状态和功能的健康评价,通过对个体或者群体的健康信息采集、管理和跟踪服务,为亚健康的综合干预改善提供保证,为防止亚健康向疾病的转化,努力将亚健康状态调向健康状态,最终为延缓和减少疾病的发生打下基础。

中国的健康劳力资源对经济的发展具有关键性作用。而我国人口基数大、不良生活方式泛滥、群众健康意识淡薄、健康管理薄弱、慢性病人群增加、健康质量较低等问题会影响社会的前进步伐,在新世纪的发展中,中国面临更多的机遇和挑战,重视和提高健康资源,靠单一的医疗行为难以解决,实施健康管理,建立中西医结合的亚健康管理,是有利于国民的重要举措。

一、亚健康评估

亚健康是人体处于健康和疾病之间的一种状态,身体并无器质性改变。其评估主要包含2个方面的内容:①在了解个体工作生活方式、个体症状表现等信息基础上,发现和预测亚健康危险因素,对健康现状和发展趋势做出预测;②在运用亚健康常见检测技术基础上,评价个体亚健康状态。目前关于亚健康状态的评估尚缺乏统一公认的标准,多采用主观指标与客观指标相结合的方法来诊断。

1. 症状、生活方式和常规体检评估

对亚健康患者通过询问主观不适感觉、采集生活方式和习惯特点、常规体检项目,对其亚健康状态进行评估。症状评估的目的是了解被评估者所表现出的躯体、心理或者社会适应方面的主观感觉、程度轻重等信息,需要询问评估对象的躯体、心理和社会适应方面的主观感觉体验,采集其所描述的主观不适并记录。

影响人体健康的因素与个体的生活方式、行为习惯有着密切的关系,积极的生活方式可以减少慢性疾病的发生如冠心病、糖尿病、高血压等,不良的生活方式则可以造成机体功能失调而进入亚健康状态。越来越多的研究在关注生活方式与疾病之间的关系。不良生活方式如吸烟、酗酒、长期伏案工作、缺乏体育锻炼、睡眠不足、过度疲劳、乱用保健品等将导致亚健康状态的出现。国内外对生活方式的测量大多采用《生活方式量表》和《生活方式自评量表》。《生活方式量表》内容包括自我维护健康动机、健康责任、锻炼、营养、人际关系支持和紧张自我调节6个部分;《生活方式自评量表》从吸烟、饮酒和药物使用、饮食习惯、体育锻炼习惯、应激控制能力、安全习惯等6个方面进行评价。

常规体检项目可以了解身体健康状况,提供健康信息,如身高、体重、血压、血常规、二便常规、胸部透视、肝

功能、血糖血脂、心电图,肝胆脾胰肾 B 超、脑电图、骨密度等。体检的生理生化指标量化检测具有直观、准确的优点,避免了人为影响因素,有利于进行数据分析比较研究。

2. 常见亚健康量表检测

亚健康的症状非特异性,涉及多系统,仅通过就诊者的主观感觉描述来评估,存在不全面性。量表具有数量化、规范化、细致化、客观化的特点,为主观陈述症状的评定提供了较科学合理的方法。因此通过相关亚健康量表实现对被评估者个体的主观陈述和主观症状的全面评估,得出较为准确的结果。目前可用于亚健康评估的量表较多,如健康测量量表、生存质量量表、心理测量量表等,使用频率较高的有生活质量评价量表、康奈尔医学指数、症状自评量表等。

量表的信度主要用来评价量表的精确性、稳定性和一致性,即测量过程中随机误差造成的测定值的变异程度大小。效度指一个测试实际能测出其所要测量的特征程度,即测量是否能达到预期目的。量表的考核需要依靠信度和效度进行评价。

目前常用的量表检测:

(1)生活质量评价量表检测:生活质量评价量表(SF-36)是在 1988 年 Stewartse 编制的医疗结局研究量表(medical outcomes study-short form, MOS SF)的基础上,由美国波士顿健康研究所发展而来。目前被广泛应用于普通人群的生存质量测定、临床试验效果评价以及卫生政策评估等领域。SF-36 包含身体功能(PF)、体格功能(RP)、身体疼痛(BP)、一般健康(GH)、活力(VT)、社会功能(SF)、情感作用(RE)及精神卫生(MH)等 8 个方面,概括了被调查者的生存质量。得到的分数转换为 0~100 的标准分,分数越高则功能状况越好。

(2)康奈尔医学指数检测:康奈尔医学指数(Cornell Medical Index, CMI)是美国康奈尔大学 Wolff HG、Brodman R 等编制的自填式健康问卷。是在康奈尔筛查指数(Cornell Sellected Index 1949)和康奈尔服役指数(Cornell Selected Index 1944)的基础上发展而来的。CMI 最初是为临床设计的,作为临床检查的辅助手段之一。通过 CMI 检查可以在短时间内收集到大量的有关医学及心理学的资料,起到一个标准化病史检查及问诊指南的作用。之后我国许多学者利用 CMI 对不同人群进行亚健康的研究。

(3)Delphi 法亚健康量表检测:目前国内一些学者编制了评估亚健康的专用量表,其中具有代表性的是陈青山等编制的亚健康测量表。该量表应用德尔菲(Delphi)专家咨询法组织专家编制了亚健康测量表,对亚健康诊断标准进行评介,探讨出客观、合理的亚健康诊断方法。该量表包括 6 方面内容:①躯体症状 5 项:疲劳、头晕或头痛、耳鸣、咽部异物感、肩或腿麻木僵硬;②心理症状 7 项:心烦意乱、焦虑、注意力不集中、孤独感、多梦、休息不好、记忆力差;③活力 3 项:活力减退、对周围事物不感兴趣、情绪差;④社会适应能力 2 项:工作吃力、同事关系紧张;⑤免疫力 1 项:易患感冒或其他疾病;⑥到医院看病 1 项:感觉有病但未确诊。共 18 项症状。

(4)症状自评量表检测:症状自评量表(Self - reporting Inventory),又名 90 项症状清单(SCL - 90),是世界上最著名的心理健康测试量表之一，是当前使用最为广泛的精神障碍和心理疾病门诊检查量表。该量表共有 90 个项目，从感觉、情感、思维、意识、行为直至生活习惯、人际关系、饮食睡眠等多种角度，评定一个人是否有某种心理症状及其严重程度，并采用 10 个因子分别反映 10 个方面的心理症状情况。

3. 亚健康检测技术

（1）血液流变学：血液流变学是生化检测方面研究的结果，在亚健康状态和疾病出现的早期，人体的血液黏滞度会增加，在症状出现前就已经出现一种或几种血液流变学指标的异常，这标志着病程的开始，已由健康人发展为亚健康人。血液流变学指标的一个显著特点是无特异性，虽不能特异地诊断某种疾病，但有很多种疾病如心脑血管系统、呼吸系统、消化系统、内分泌系统、血液系统等的疾病，在发病的前期或不同的病程阶段都可能出现血液流变学的异常。所以，进行血液流变学的检测，可以在较大范围内检测出这些尚处在亚健康状态的人群，这是血液流变学指标的一大优势。

（2）量子检测技术：人体所发射的电磁波信号代表了人体的特定状态，人体健康、亚健康、疾病等不同状态下，所发射的电磁波信号也是不同的。量子检测技术基于量子物理学和量子医学原理，采用常温量子磁场共振干扰因子发生系统，对人体的组织器官所含有的不同磁场信息进行解析和判断，反映机体组织器官的功能状态。量子弱磁场共振分析仪通过手握传感器来收集人体微弱磁场的频率和能量，经仪器放大、计算机处理后与仪器内部设置的疾病、营养指标的标准量子共振谱比较，用富利叶分析法分析样品的波形是否变得混乱。根据波形分析结果,对被测者的健康状况和主要问题做出分析判断,系统在几分钟内迅速检测出人体的健康状况,如心脑血管、骨病、风湿、肾脏、胃肠及内分泌等人体各方面的健康状况,并提出规范的防治建议。

(3)人体红外热成像技术:该技术是利用红外探测器接收红外辐射能,并将其转变为便于测量的电信号,经过模/数转换、数字信号处理等,可精确显示人体体表各个区域的温度,并通过颜色鲜明的热图表现出来,而使人体寒热信息可视化、客观化、数据化。结合整体观和系统观,运用中西医理论,采用分系统质控的终端分析运作模式,检测人体健康状况。该技术对人体不会造成伤害,对环境不会造成污染,具有非接触、无辐射、费用低廉和安全实用等优点。

(4)超高倍显微诊断仪(Microscopy Diagnostic Instrument, MDI)检测方法:这种检测方法是利用 MDI 显微诊断仪,以全息胚理论、自由基理论和细胞学理论为基础,只取指尖一滴血,通过检测血液中各种有效成分的形态和活力,获得细胞水平的真实信息以及自由基的变化情况,并将它与血液生化检测项目、血液流变学及生活质量测量进行对比分析,对血细胞形态、部分代谢产物识别,对人体病理生理功能及亚健康状态做出评估。调查研究显示,MDI 在亚健康群体调查上有独特的"整体评估"优势。MDI 的不足之处是不能对特殊器官进行定量和定性检测,而有些指标只能定性不能定量。

(5)多媒体显微诊断仪检测方法:多媒体显微诊断仪(Multimedia microscopy diagnostic instrument, MMDI)是清

华大学在 MDI 的基础上改良设计的一种检测方法。它能够通过活体观察到血细胞、血脂状况、血液垃圾以及细胞活力，有效地对心血管疾病进行监测，对人体的健康状况进行全面评估，以便采取恰当的预防措施，与 MDI 相比，能够将多项细胞生物信息放大倍率提高至 2 万倍，增加了一些病原体和细胞学检查，成为评估亚健康人群的有力工具。

（6）福贝斯远程健康检测系统（Tele diagnosis System，TDS）：2000 年年初，福贝斯医疗器械开发有限公司率先研制和开发了远程健康检测仪（TDS），该设备以中医经络学说为依据，结合现代物理量子理论、高数等方法，将中医学经络学理论和现代高新电子技术设备相结合。利用感应器测定人体十二条经络在体表二十四个原穴电能量值，与原存医学专家库模型进行分析对比，得出人体脏器机能的现时能量状态，分析机体的功能变化状态、五脏六腑的健康状况，反映机体的脏腑阴阳、经络虚实，从中医角度评价身体功能健康状态。

（7）虹膜学诊断方法：虹膜诊断法以形态学为基础，使用专业虹膜仪观测左右眼虹膜的反射区，参考虹膜对照表，通过观测虹膜局部的外在表现推测或判断内在的生理、病理现象来了解身体的健康状况，与中医传统眼诊的基本思想不谋而合，都是以整体观念为指导，具有易观察、易操作、无创伤、便于推广传承的特点。通过对虹膜进行诊察可以观察出人体组织器官、各系统、内分泌腺体的衰退、障碍及其未来发展可能性，甚至可看出人类遗传的弱点，药物或毒素的积累及因生活饮食习惯、工作居住环境所造成的体质或生理问题，快速检测潜伏期疾病，为评估健康及预防疾病提供依据。

（8）中医经络检测：国内外电生理学领域内的实验研究人体穴位，发现人体经穴处存在 Ca 离子的富聚，在经络循经分布的路线上，经穴点分布处有腺苷三磷酸（ATP）较多的细胞集聚等。经络测量可以提供人体生命功能信息，因此可以通过所采集的经络测量信息作为评价亚健康状态的依据。

4. 中医四诊评估

中医学讲究司外揣内、见微知著，运用中医学理论，在整体观和辨证论治指导下，在不干扰生命状态的前提下，通过望闻问切四诊合参，分析机体的神色形态信息，观察舌苔的变化，了解脉象状态，机体皮肤肌表的外显现象和体征，结合主观感觉，辨析机体健康状况，按照中医辨证论治思想，对亚健康状态进行中医四诊辨证评估，特别是建立在中医未病学中潜病态和欲病态基础上的潜在病理信息挖掘提取的技术与方法，是从中医学角度补充了对人体亚健康状态的信息认识和评价。

二、亚健康与疾病风险预测

1. 疾病风险预测的意义

人体由健康向疾病的转变有一个过程，在确诊为临床疾病之前，身体是处于亚健康状态的，这是临界疾病的状态。诊断和评估亚健康状态，就是尽早发现身体向疾病发展的趋势。而机体在病前很长一段时间内，会在不同部位、不同层次上出现先兆性的功能变化，并通过一定方式反映出来。这些先兆变化属于人体所发出的"预警信息"，是疾病早期萌芽的信号，一旦被捕捉或辨识，就可用以预测疾病,而积极预防疾病的发生。

中医学在疾病预测方面有丰富的经验,现代医学也在疾病预测方面不断发展。中医疾病预测主要是在中医理论的指导下,通过望闻问切四诊及各种现代检测手段,收集有关病因、发病症状、病史、内外环境因素、病症先兆、体征、舌象、脉象等资料,运用脏腑、经络、全息、体质、运气、生物钟等理论进行推导,从而求得对疾病本质及其发展趋势的规律性认识,得出时空上的准确预测以指导用药,并及时预防和阻截。无论是多种疑难性的慢性病或是肿瘤癌症等恶性疾病,其发病过程都是由浅入深,经过长时间逐渐恶化的结果,这些疾病的初始期都存在发病的条件和疾病的早期预兆,倘若在初期的"病而未发"之时能及时发现,防止疾病的发生或有效地祛除病因,则可以避免恶疾的发生,这是中医疾病预测学的重要意义及价值所在,也是中医治未病理念的突出体现。

机体正气不足或邪气侵犯,人体已具备疾病的一些病理条件或过程,也可能已有一些或部分病症(证)存在,但未具备疾病诊断标准,均属于亚健康状态,中医疾病预测的内容不仅包括预测疾病,推断证候,也包括预测亚健康状态。

祝恒琛在其著作《疾病预测学》中指出:疾病预测的精髓、未病学的核心是识别疾病先兆,疾病先兆即未病的早期信息符号、标记,它们是疾病预测、探索未病态、提高疾病诊断准确性的关键。其中早期甚至超前预见,披露亚健康状态,研究、认识、寻找、捕捉疾病信息,以达到未病先防、有病早治、既病防乱防变防衰,指导养生保健,促进健康的最终目的。

亚健康状态与慢性非传染性疾病发生有着密切的关

系。慢性非传染性疾病,主要指以心脑血管疾病(高血压、冠心病、脑卒中等)、糖尿病、恶性肿瘤、慢性阻塞性肺疾病(慢性气管炎、肺气肿)等为代表的一组疾病,它具有病程长、病因复杂、健康损害和社会危害严重等特点。世界卫生组织(WHO)在全球慢性病报告中指出,全球范围内慢性病造成的死亡占所有死亡的60%,其中80%的慢性病死亡发生在低收入和中等收入国家(包括中国)。慢性病已成为我国城乡居民的主导疾病和死亡的主要原因,尤其心血管疾病、糖尿病以及脑卒中是威胁我国人民生命健康的杀手。在慢性非传染性疾病整个发生、发展的动态过程中,亚健康状态总是比明显的疾病症状提前出现。如先出现心动过速、心悸、心前区疼痛等症状,心电图检查未见异常,如果未引起重视并及时治疗,就会发生明确的心脏器质性损害,转变为慢性非传染性疾病。处于亚健康状态的人群是易患各种慢性疾病的高危人群,心血管疾病、十二指肠溃疡、肝炎、癌症等疾病潜伏期可长达8~10年,因此做好疾病预测,发现疾病先兆对防治亚健康状态和慢性疾病有重大的现实意义。

中医未病学和疾病预测学对疾病早期(萌芽阶段)获得病理信息,早期诊断、早期治疗及揭示先兆证的规律和表征信息符号,对防患于未然、保健养生起着重要作用,有着广泛的社会效益和经济效益,具有保护人民健康、推动生产力发展、富国强民的重要价值。

2. 疾病先兆的特点和表现形式

(1)疾病先兆的特点:

1)深潜隐蔽性:先兆症状常随人体的虚实状况而隐现。疾病先兆经常在过度劳累和心情忧郁时隐约出现,并一过即逝。劳累后及心情不佳时出现左胸隐隐作痛，即使程度上很轻微，也足以预测冠心病的发生。心血管疾病被世界卫生组织列为当今危害人类生命的头号杀手，具有高发病率、高致残率、高死亡率、高复发率的"四高"特点，特别是冠心病、心绞痛、心肌梗死、心律失常，严重者可引发心力衰竭，甚至猝死。而且猝死年龄趋于年轻化，说明患者在出现临床症状之前的相当一段时间内，体内已经存在危险因素，如血脂和血糖的代谢异常，或血黏度的异常，或血小板功能的异常，或血管内皮功能的异常，等等，但因为没有明显症状而忽视了治疗。如体形肥胖且有高血压病史者，可以推测血脂、血糖易于增高，而且随着病情进一步发展，极有可能出现严重的心脑血管疾病，若能及早发现先兆，就可预防疾病的发生和发展。

2）渐趋增强性：疾病先兆最初往往表现为偶然的、不稳定的症状，随着频率和强度的逐渐增加，症状可由一个到多个不等，反复发作，逐渐加重。如中风先兆的大拇指麻木、眩晕、肢体酸软、一过性健忘等，由无故的、短暂的异样感觉逐渐发展至经常地、持久地出现，就意味着中风即将来临。从先兆的出现到疾病发生的时间长短不一，可以由几分钟到数年。明代医家薛立斋首先指出中风病的特点"病之生也，其机甚微，其变甚微……思患而预防之，庶不至于膏肓"。同时列举了中风的一些先兆症状："中年人但觉大拇指时作麻木或不仁，或手足少力，或肌肉微掣，三年内必有暴病。"他指出中风先兆一般为三年，并提出了相应的预防方法，"急屏除一切膏粱厚味、鹅肉面酒、肥甘生痰动火之物，即以搜风顺气丸或滚痰丸、防风通圣散时服之，及审气血敦虚，因时培养，更远色戒性，清虚静摄,乃得有备无患之妙"。

3)个体差异性:先兆出现的迟、早、频率和强度与个体差异有关。体质不同,对疾病的适应力、耐受性则有很大的差异。慢性肾炎蛋白尿患者,素体强壮的代偿力较强,即使化验尿蛋白为阳性,患者亦无明显不适;而体质虚弱者,只要是轻微阳性,就有明显腰酸、乏力、头晕等症状。

4)时间节律性:由于人体生命节律对外环境规律的周期性变动有着同步的周期性适应变化(包括日节律、月节律及年节律),因此疾病的预兆也存在生物钟规律:心脑血管疾病的先兆多在夜间及冬季明显,精神疾病的先兆常出现在春季。

5)奇异多变性:同一先兆证可预测多种疾病现象。如经常头昏、头痛、眼花既可是中风先兆,也可作为贫血先兆。多种疾病也可表现为同一先兆。如瘙痒一症可共为消渴病、黄疸、湿郁、癌等病的预兆。异常梦境也是疾病的预兆,如经常梦见站在悬崖边或是从高处跌下,往往是冠心病的预兆梦。

王清任根据自己丰富的临床诊疗经验,在其著作《医林改错》中归纳出将近30种中风前兆:"或曰:元气既亏之后,未得半身不遂以前,有虚症可查乎?余生平治之最多,知之最悉。每治此症,愈后问及未病以前之形状,有云偶尔一阵头晕者,有头无故一阵发沉者,有耳内无故一阵风响者,有耳内无故一阵蝉鸣者,有下眼皮长跳动者,有一只眼渐渐小者,有无故一阵眼睛发直者,有眼前长见旋风者,有长向鼻中攒冷气者,有上嘴唇一阵跳动者,有上下嘴唇相凑发紧者,有睡卧口流涎沫者,有平素聪明忽然无记性者,有忽然说话少头无尾、语无伦次者,有无故一阵气喘者，有一手长战者，有两手长战者，有手无名指每日有一时屈而不伸者，有手大指无故自动者，有胳膊无故发麻者，有腿无故发麻者，有肌肉无故跳动者，有手指甲缝一阵阵出冷气者，有脚趾甲缝一阵阵出冷气者，有两腿膝缝出冷气者，有脚孤拐骨一阵发软、向外棱倒者，有腿无故抽筋者，有脚趾无故抽筋者，有行走两腿如拌蒜者，有心口一阵气堵者，有心口一阵发空气不接者，有心口一阵发忙者，有头项无故一阵发直者，有睡卧自觉身子沉者，皆是元气渐亏之症。因不痛不痒，无寒无热，无碍饮食起居，人最易于疏忽。"

此外，临床上局部变化与功能失常的改变常常不一致。如冠状动脉硬化性心脏病，局部虽然已发生了管腔狭窄和瘀阻，但在心脏血液循环并未明显出现障碍之前，因为人体代偿功能的个体差异性，若是机体已经适应了病理改变，疾病处于相对稳定、进展较慢的状态中，可以无明显症状表现。再如"汗出偏沮，使人偏枯"中的偏沮（半身无汗）即是偏枯（中风）的先兆，而患者常因无明显痛苦而忽略。若能及时抓住这些信号，就能及早发现疾病、尽早治疗。

先兆症状的出现有时已经代表疾病的成熟，比如肝癌出现疼痛，虽然是较早的征兆，但已经是疾病的中、晚期。有形的先兆症状者多是深伏的，比如月经过多，只靠显证辨析是不够的，常需进行妇科触诊，才得以发现"石瘕"之类的妇科肿瘤。

充分应用中医诊察手段能够发现潜在疾病的先兆。比如舌麻患者，根据中医"舌为心之苗"的理论而后做心电图检查，发现其患有冠心病，就是中医诊断理论及内脏体表相关学说的临床运用。根据体质理论和天人相应理论可以推知:肥人多气虚痰湿,易患咳喘、消渴、眩晕、中风;瘦人多阴虚、血虚多火;高寒环境损伤阳气,高温作业受热伤阴;长期思想高度集中易伤心脾;在噪声环境中工作要考虑入耳伤肾。

(2)先兆症状的表现形式:病前先兆可以通过神志、性格变异,体表、官窍的变化和排出物异常来发现。

1)神志的变异和病态的七情是疾病的信号。《灵枢·癫狂》曰:"狂始生,先自悲也。"神志的异常还可预测脏腑经络的寒热虚实,如《灵枢·本神》云:"肝气虚则恐,实则怒……心气虚则悲,实则笑不休。"《灵枢·经脉》指出:"肾足少阴之脉……气不足则善恐。"

2)体表和九窍的变化是脏腑疾病的信号。心、肺疾病的早期信号最先见于脉;舌为心之苗,又为脾之外候,苔乃胃气之所熏蒸,故心、脾、胃病变的早期信号多披露于舌;面色的改变是气血变化的最先预兆;口味的异常如脾病口甜,胆病口苦,肾病口咸等对五脏疾病都有预测价值;声音的信息,嗅气味,味欲喜恶变化等也是重要的疾病信息,如《素问·宝命全形论》曰:"病深者,其声哕。"

3)排出物如汗、尿、大便、精液、白带等异常是疾病的信号。小便异常除与肾、膀胱的关系密切外,还与肺、心、脾相关联。长期血痰、血涕、便血都有癌信号的可能,否则就应考虑出血性疾病。

(3)中医预测疾病的常用方法:中医疾病预测学通过对头、面、五官、皮肤、毛发、手、足、颈、胸、腰、腹、舌、脉等多部位的颜色、形态、运动、感觉的异常变化及身体功能的异常反应,对体内的潜在疾病进行早期预测,防患于未然。中医学常用的疾病预测方法包括：

1）面部测病法：《素问·邪气脏腑病形》曰："十二经脉，三百六十五络，其血气皆上于面而走空窍。"头面是阳气集中之处，经气汇聚之所，是气血最丰富的部位，体内五脏六腑气血盛衰皆能上映于头面，症状容易最先发现，因此面部是发现内脏疾病先兆信息的重要部位。异常的面色主要表现为面部皮肤枯槁晦暗，或颜色鲜明暴露，或突然出现某种明显的颜色等。肺病者多色白，心病者多色赤，肝病者多色苍，脾病者多色黄，肾病者多色黑。面部气色能预示反映疾病的寒热虚实，面色白者多虚寒证，色黑者主寒瘀、阳虚精竭，色黄者主湿热脾虚，色青者主肝病痛证，色赤者多实证热证。

2）五官测病法：《灵枢·大惑论》指出："五脏六腑之精气，皆上注于目而为精。"古人将眼睛各部位与五脏六腑关系做了分属，并发展成了五轮学说，因此脏腑功能失调，都会影响眼睛的视觉功能。"肝受血而能视"，视力减弱是肝血虚的征兆，眼睑的开合失司或眼珠的转动失灵，皆可反映肝的病变。《灵枢·天年》曰："五十岁，肝气始衰，……目始不明。"《灵枢·海论》曰："髓海不足，则脑转耳鸣，胫酸眩冒，目无所见，懈怠安卧。"视力的减退意味着早衰的来临。眼与全身疾病都有关系，如眼结膜充血是麻疹、狂犬病早期的重要征兆，肝炎、肝癌、肝硬化的视力下降，脑动脉硬化、肾炎、糖尿病、高血压、妊娠中毒症的眼底血管改变，脑卒中的瞳孔变化，白血病的视野改变，耳源性眩晕的眼球震颤，癌肿转移的视力改变，等等，都表明眼可以预报全身许多疾病。眼睑反复炎症是糖尿病的早期信号，眼球突出是甲状腺肿的征兆，眼与口、肛的慢性溃疡要警惕白塞氏病，眼皮下垂是重症肌无力的征兆。

唇部有丰富的毛细血管，能灵敏地反映脏腑精气状况，从而预知疾病。唇乃脾胃之外候，《素问·五脏生成论》曰："脾之合肉也，其荣在唇。"唇最能反映脾的病状，张仲景《金匮要略》曰："唇黑者，胃先病。"唇色的改变能够反映疾病的虚、实、寒、热属性，如唇白主虚寒，唇黄为湿热，唇红主实热，唇紫主瘀，唇黑为败色，唇颤常为中风先兆，患心脏病、肺心病者，唇呈紫暗或紫蓝色。上唇系带的小白点为有痔疮的征象，准确率达80%。

美国学者发现中老年人耳垂出现褶痕与冠心病关系密切。观察证实有耳垂褶痕者患冠心病的可能性是没有耳垂褶痕者的8倍，而且双耳出现者较单耳出现者冠状动脉阻塞严重，患高血压或高脂血症者尤为明显。耳垂褶痕的特点是：从耳屏间切迹向后下至耳垂下缘，呈直形、弧形或S形的纹理，以直形最多，犹如一张纸折叠后形成的折纹。耳垂褶痕的形成与动脉粥样硬化有关，而且在临床症状显露之前出现，因此，耳垂褶痕征兆可作为预测冠心病的指标之一。

3）爪甲络诊测病法：指甲是人体四肢的末端，在经络系统中是十二经脉起止交接的枢纽，手足六阳经与手足六阴经皆于甲床处沟通表里经气，甲床上分布有丰富的经络网，气血极为充盛，是洞察脏腑经络症结的良好外镜。现代医学也认为甲床有丰富的血管及神经末梢，是观察微循环变化的要点。通过指甲的荣枯厚薄，色泽形态的变化，能预测内脏的动态。手指足趾最具先兆价值，如刘河间说：凡人初觉大拇指麻木不仁或不用者，三年内必有大风。针灸治疗中手指尖十宣穴可作急救复苏之用。指甲对肝胆病的反映尤为密切，《素问·痿论》说："肝热者，色苍而爪枯。"肝的虚实盛衰可由指甲反映出来，如指甲明润光泽丰厚为肝血充、肝气旺的象征，《素问·五脏生成》曰："肝之合筋也，其荣爪也。"反之，指甲枯瘪晦滞或薄而不滑，或苍白粗裂，为肝虚气血大亏之兆。爪甲干枯脱落还可成为十二指肠溃疡病发病先兆。指甲失其荣润，变得枯晦紫黯，指甲下有瘀点或瘀斑，多为内有瘀血之象，如内有积聚、鼓胀、症瘕，指甲则逐渐变得青紫晦滞。患有心血管疾病、心肌梗死的患者，往往在发病前一个月，指甲出现横纹。中年人出现指甲萎缩为早衰先兆。大拇指、食指、中指指甲出现黑纹和紫纹，可为消化道肿瘤及女性生殖系统肿瘤的迹象，其特点是指甲根部相垂直，可为一条或数条，粗细不等，可如发丝粗至0.3厘米，多见于右手。拇指、食指两指甲紫纹多见于食管癌、胃癌，先兆价值可早于局部症状三年。拇指、中指指甲紫纹可见于女性生殖系统肿瘤的最早期。

4）舌下络诊测病法：包括舌底脉络的络形及络色，部位在舌系带两侧，舌下与心、肝、脾、肾均有经络联系。舌下络脉暴露充分便于观察周围循环，是反映血液病的首选之处，能够灵敏反映血液的虚实寒热，尤其是对血瘀状态最有早期预测价值。正常舌底呈淡红色，红活光滑，脉络清晰无曲张。舌下络脉出现紫色为内有瘀血之征兆。舌下络脉紫黯有瘀点比舌面诊能更早提示瘀血证。恶性肿瘤患者，舌下静脉多呈曲张、瘀点，以肝癌最为显著。据临床观察显示，舌下静脉呈深紫色者，恶性肿瘤患者占56％，而鼓胀、积聚、噎膈、痰饮、喘咳等病也常见之。对于心脑血管疾病而言，如若出现络脉瘀滞，如静脉怒张、延长、曲折、结节、色泽异常,其分支外露、肿胀、结节,毛细血管变粗、瘀斑、结节等等,则反映血液流通障碍程度,相应地表示着心脑血管疾病的严重程度。中、老年人因血管硬化,静脉回流受阻,静脉压升高,故脉络充盈度增大,因此舌下络脉的紫黯及怒张,常可作为早衰及中风的先兆证候之一。

5)脉象测病法:中医脉诊起源甚早,《黄帝内经》中对脉学已有了丰富的记载,包括切脉部位、脉法、脉理、脉象主病等,奠定了脉学的基础。脉为血之府,脉亦属奇恒之腑,脉气的推动和调节是影响脉象的重要因素,从而使气血在脉中通畅无阻地顺利循行。脉象为人体重要全息收发站,常诊部位:寸口诊法;三部诊法:人迎(心气)、寸口(十二经)、跌阳(胃气);遍身诊法;三部九候诊法。脉象的变化往往早于症状的出现,尤其是内伤病变。《素问·八正神明论》:"上工救其萌芽,必先见三部九候之气尽调不败而救之,故曰上工。"脉诊征兆能预测疾病指标,如合谷穴预报胸中疾病,太溪穴预报肾疾病,太阳穴反映额颅疾病的信号,神门穴反映心疾及早孕先兆,手五里候肝,箕门候脾,冲阳候胃,经渠、寸口、太渊候肺。

6)排出物测病法:汗为心之液,汗出的调节取决于心神的主宰与肺的宣发作用。汗为津液所化,五脏病变皆可导致异常汗出。汗大出伴气短者多为宗气不足心阳虚的前兆。胸前两乳中间的膻中穴部位汗出称为心汗,为劳心过度之信号。

《杂病源流犀烛》云:"思虑太过,当心一片津津,而汗从心自出(宜天王补心丹),名曰心汗。"五脏过劳皆可致汗出,心汗出亦为五脏先虚的标志。因痰瘀脉阻、气血失运不能煦达周身,故致半身无汗,乃中风先兆,即《黄帝内经》所谓:"汗出偏沮,伸人偏枯。"成人口角流涎不止也是中风先兆,往往伴有口眼歪斜或半身不遂。阴部常出冷汗,为肾阳虚衰的先兆。

中年以上者出现无痛性血尿多为泌尿系肿瘤的警告,血尿是膀胱肿瘤的首发症状。泌尿系结核出现血尿伴有低热、盗汗等症状。疼痛性血尿伴腰腹绞痛,或尿中夹有砂石,为尿路结石的征兆。血尿伴尿频、尿灼痛属于湿热赤淋之范畴,为急性尿路感染的标志。

《素问·五脏别论》:"魄门亦为五脏使,水谷不得久藏。"大便出于谷道,传于大肠,源于脾胃。大肠司传导,传化糟粕,魄门的启闭与大、小肠及脾、胃、肺、肾关系最为密切。肛门皮肤出现瘙痒,顽固湿疹,蕈状或棘状新生物,提示为癌变。40岁以上出现近血伴大便变细及大便习惯改变时,应警惕直肠癌的发生。肛门与口相应,又称为"后口",上下相应,可从口唇、舌系带上发现的结节性或紫色斑点异常,预测痔核。

值得注意的是,带血样涕是鼻咽癌预兆,多发于成年人,早晨起床第一次鼻涕中带有血丝或小血块,颈部病侧乳突下可见肿块,还可见单侧耳鸣,听力减退及头痛。此外,中医所论"无形之痰",多由参与津液输布排泄的脏腑功能障碍所致,对五脏疾病有预测意义,如自感头脑昏沉、时觉迷糊、肢麻,提示痰浊蒙脑,多见于中风、脑炎、脑动脉硬化、脑肿瘤;肢麻伴发凉提示脑动脉硬化、脑血栓形成,如全肢麻木、全无痛痒知觉为痰浊闭阻肢体经络,主要为中经、中络,为中风的轻型。

7)毛发测病法:"发为血之余",肾之外候。头发的生长及色泽改变与脾肾精气密切相关。肾气过早衰退就会使人未老先衰、毛发脱落、须发早白。正如《医述》所云："察其毛色枯润,可以现脏腑之病。"头发干枯、变黄变白,细软而疏松,脆而易断或末梢分叉或头发脱落都是病理现象,多因脾肾亏虚、精血不足,发失荣养所致。

眉为肾所主,为肾之外候。肺主皮毛,故眉毛候肾及肺。眉相与肾气的盛衰及衰老密切相关。眉毛黑而浓密、有光泽提示肾气充足,眉毛淡疏则肾气较弱,40岁以内眉毛掉落较频为早衰先兆,尤其外眉1/3稀疏为肾气衰减标志,如肾上腺皮质功能减退症常见此征。小儿营养不良患者眉毛黄而枯焦,为肺气虚的征象。眉间部位称为印堂或"阙",是肺部色诊部位。肺气不足的患者,印堂白,而气血郁滞者则变为青紫。

8)青筋测病法:青筋就是人体皮下的静脉血管,当静脉血液回流受阻,压力增高时,青筋常常在人体表面出现凸起、曲张、扭曲、变色等反应。人体身上出现青筋,表示体内废物积滞过度,身体的废物积滞愈多,青筋就愈明显。几天不通便的人,青筋就特别明显。不同部位出现青筋,其预报意义各不相同。手背青筋提示腰背部有积滞,容易导致腰肌劳损、疲劳乏力,常见腰酸背痛,甚至出现肌肉紧张、硬结节;小孩手指有青筋多提示肠胃积滞消化不良;对成人而言,不但提示消化系统问题,还反映了头部血管微循环障碍、脑血管供血不足,严重则头晕、头痛、中风;长期劳心劳力、精神紧张,工作压力大或心情不好,额头易出现青筋;嘴角腮下青筋提示妇科疾病,如带下湿重、疲倦乏力、腰膝酸软、下肢风湿等。小腿有青筋特别多见于久站的老师、久行的农民或喜欢热时冲凉的人,静脉曲张严重者往往发生腰腿疾病、风湿关节痛;太阳穴若是青筋凸起,表示有脑动脉硬化、头痛、中风的迹象;大鱼际有青筋,往往提示腰腿痛和下肢风湿关节痛;腕横纹线有青筋,往往提示妇科疾病,如月经不调、带下等;生命线附近有青筋,多见于肝胆功能代谢问题,容易引起口苦口干、烦躁、胸闷、肝病;中指指掌关节横纹有青筋凸起、扭曲、紫黑,提示脑动脉硬化;拇指关节下呈现青筋凸起或扭曲,表示患有冠状动脉硬化、心肌劳损;手掌到处可见青紫色青筋,表示肠胃积滞、含氧量低、血液容易凝聚积滞,容易出现头晕、头痛、疲倦乏力、身体虚弱。

9)全息测病法:1985年张颖清发现生物体的部分包含整体的信息,生物体的每一个具有生命功能又相对独立的部分,叫全息元;生物体每一相对独立的部分,是整体的缩小。张颖清发现人体第二掌骨侧上分布着代表人体整体的穴位全息对应关系,开生物全息疗法之先河,为全息诊断、治疗以及预测疾病奠定了基础。中医学中的耳诊、手诊、足诊、脐腹诊等均包含了丰富的生命全息思想和理论,如耳作为人身全息缩影,人身的脏腑组织在耳部都有集中反映区,观察反映区的变化和异常,可以及早发现人体各部的恶性肿瘤,其特点在于可以全面和集中地反映人体各脏腑组织的肿瘤。如耳部反映区出现增生、隆起、色泽异常、凹陷、小疹等则有可能为相应区脏腑组织恶性肿瘤的信号。舌为人体的一面镜子,人体各脏腑在舌皆有相应的反映区,尤以消化道最为显著,如消化道癌肿舌多呈黄腻苔、白腻苔、剥苔,肝癌患者舌常出现肝瘿线等,都反映出舌具有病理性全息预报的特点。上述的全息诊法均可作为评估亚健康状态或者预测疾病的方法。

三、亚健康管理

亚健康管理是服务于占人口 60%～70% 的亚健康人群,研究介于健康和疾病之间的亚健康状态,研究其风险和管理控制问题。这是一个身体系统管理,也是一个生命过程管理的大工程。区别于医疗行为的是亚健康管理是以非药物干预的改变不良生活方式等手段为主,以药物干预手段为辅。目的是改善亚健康状态,转向健康状态,维护健康状态,减少疾病发生风险,提高生命质量,延长寿命。

1. 亚健康管理的特点

注重状态分析、风险预测、过程监管和目标管理,更强调个人主动性的自我管理及家庭、群体的健康促进行动。

2. 亚健康管理机构与医院、体检机构的区别

	体检机构	医疗机构	亚健康管理机构
目的	排查有无疾病	治疗疾病	改善亚健康状态
对象	无限制	患者	亚健康人群
医学模式	生物模式	生物模式	生物—心理—社会
服务内容	筛查机体疾病的检查项目	药物等医学治疗手段	躯体亚健康评估、心理亚健康评估和社会适应性亚健康评估、风险预测和干预管理
时间	一般一年一次	为治病目的才去	注重过程管理,全年保健

3. 亚健康管理的核心

亚健康管理的核心是对亚健康人群的身心负荷状态的检查、检测、评估与状态改善。管理的核心是信息的采集和注册、信息的分析评估和管理、解决方案的制订和实施、风险因子的跟踪干预与服务、信息反馈与循环管理。信息采集必须客观全面、准确可信，评估可信可靠，预测预警有循证医学支持。健康解决方案必须针对性强、个体化程度高、可持续性好。通过健康管理者的科学有效的技术服务来调动被管理者的自我健康风险管理与自我保健意识，调动被管理者的主观能动性和自我管理意识，体现管理的全程管控和被管理者的主动参与、积极配合，以取得管理的最佳效果。

4. 亚健康管理实施的主要内容和步骤

（1）亚健康状态测评和检查：运用常规体检、亚健康量表与心理量表等量表评测、中医望闻问切四诊合参、常用亚健康检测设备专项检测方式等评测，根据结果给出亚健康类型诊断。

（2）亚健康信息评估：依据所采集的亚健康诊断和检测信息，进行综合分析和评估，包括对亚健康状态的评价、对疾病风险的评价和预测等。

（3）亚健康信息管理：以标准的信息管理格式建立个人健康档案，可以形成个人电子档案资料和亚健康管理账户，实现网络化信息管理。资料要具有真实性、完整性、科学性、连续性和可用性等。

（4）亚健康干预及指导：结合对亚健康个体的测评结果和评估报告，调查亚健康状态的形成因素，纠正不良因素，包括纠正不良习惯、建立科学生活和工作方式，指导健康科学饮食和运动方案,心理疏导、指导使用保健食品或者用品等,制订出具有个性化的个体亚健康管理计划。干预方案要具备系统性、综合性、实用性和有效性原则。系统性原则指的是要根据管理对象的实际需求提出长期、系统的干预方案。综合性原则是指干预方案涉及中医、西医及生物医学领域,从行为、心理、饮食、运动和健康教育等多个方面综合实施干预。实用性原则指的是根据被管理者的职业、性别、年龄等个体特点,制订适合的和方便操作实施的干预方案。有效性原则指的是干预方案要具备可操作性和实施性,能够达到速效、高效和长效的结果。

(5)健康教育:通过健康教育的实施提高人们对健康的认识,建立健康新理念,使人们具备基本的医学知识,学会识别亚健康状态,认识到亚健康干预的积极意义。还可以通过健康教育,使人们学会一些保健预防的知识和方法,学会建立科学生活、工作方式和习惯,甚至学会一些养生保健的方法,以提高健康管理中个人管理的效果。健康教育的形式可以利用大众传播媒体如报纸、杂志、电视、网络等进行宣传教育,也可开办定期的健康教育专题讲座,学习建立健康的生活方式和行为习惯,达到健康教育"知—信—行"的目的。

(6)跟踪随访:调整亚健康管理计划,定期安排对个体亚健康管理计划实施和干预情况的随访工作,对反馈的调查结果分析评价,并根据需要调整管理计划和干预方案,形成动态的、持续的、全面的亚健康管理服务。

(7)技术研究和开发:对亚健康状态的测评、评估技术保持更新状态,关注新技术的开发和研究动态,把握亚健康研究领域中的新观点、新认识,并对亚健康干预中指导技术的成效通过跟踪随访,收集反馈调查结果,进行成效评估,以完善干预亚健康方案和计划,提高改善业健康状态的效率。

参考书目

[1]王琦.中医治未病解读[M].北京:中国中医药出版社,2007.

[2]朱嵘.亚健康管理[M].北京:中国中医药出版社,2010.

[3]张雅丽,王瑞莉.健康评估[M].北京:人民卫生出版社,2012.

[4]宋为民,罗金才.未病论[M].重庆:重庆出版社,1992.

[5]祝恒琛.未病学[M].北京:中国医药科技出版社,1999.

[6]杨力.中医疾病预测学[M].北京:北京科技出版社,1999.

[7]祝恒琛,谢成.疾病预测学[M].上海:上海中医药大学出版社,2008.

[8]龚婕宁,宋为民.新编未病学[M].北京:人民卫生出版社,2005.

[9]马烈光.中医养生学[M].北京:中国中医药出版社,2012.

[10]郭海英.中医养生康复学[M].北京:人民卫生出版社,2012.

第二章　亚健康成因

第一节　中西医疾病观

我国甲骨文中已有"疾"字，由"疒"和"矢"两部分构成："疒"像有病的人躺在床上或靠在某物品上，从而表明了"疾"的基本含义，即一般的生病。"病"则常指病得很重，如《古汉语常用字字典》将病释义为重病。总体来看，疾病是一种身体异常的状态[1]。但对于疾病概念的认识，因理论体系和学科特点的差异，中、西医学是完全不同的。

一、中医疾病观

疾病与健康是相对而言的，是人体的两种最基本状态。中国古代人民在与疾病不断斗争、维护健康的过程当中，逐步形成了以系统观、辨证观为基本特征的独特健康与疾病观。要了解中医对疾病的认识，首先要明确中医学是如何认识健康的。

1. 以阴阳平衡为标志的系统健康观

祖国医学对健康和疾病的认识可较早地追溯到《黄帝内经》时代。作为现存最早的中医学典籍，《黄帝内经》首先明确而深刻地阐述了健康长寿是人类共同的追求和梦想。如《素问·宝命全形论》中载："天覆地载，万物悉备,莫贵于人,人以天地之气生,四时之法成。君王众庶,尽欲全形。"意思是说天上覆盖的和地上承载的一切事物中,没有比人和人的生命更宝贵的了。人依靠天地阴阳之气而诞生,并随着四时寒热温凉、生长收藏的规律成长。不论君王诸侯还是黎民百姓都希望自己健康长寿。既然如此,那么从中医学的视角来看,究竟什么是健康呢? 中医学以整体观念为指导思想,认为人体是一个以五脏为核心的有机整体。五脏不同于现代医学的解剖概念,它是包含解剖形质,同时又关联人的外在形体、季节气候、地理方位等多维度的概念单元。或者说五脏是在中医理论指导下构建的五大基本系统。它们相互联系、相互依存、相互影响。机体内部的健康首先有赖于这五大系统之间的平衡与协调。此外,世界是不断运动和变化的,人体亦然。而在这种变化当中,人体自身以及人体与外界环境之间,应该始终处于一种相对的动态平衡,这种状态就是健康。在此状态下,气血充沛、经络通畅、脏腑协调。《素问·生气通天论》有言:"凡阴阳之要,阳密乃固。两者不和,若春无秋,若冬无夏,因而和之,是谓圣度。故阳强不能密,阴气乃绝;阴平阳秘,精神乃治;阴阳离决,精气乃绝。"综上可见,阴阳平衡是健康的根本标志。这一标志揭示了中医健康的实质就是人与自然、人与社会以及人体自我的和谐统一。如何维护机体的健康呢? 基于中医对健康的认识,不难理解维护健康就是维护机体的阴阳平衡与协调。对此《素问·上古天真论》概括如下:"上古之人,其知道者,法于阴阳,和于术数,食饮有节,起居有常,不妄作劳,故能形与神俱,而尽终其天年,度百岁乃去。"意即上古时代那些懂得养生之道的人,

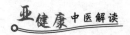

能够效法于自然界寒来暑往的阴阳变化规律,恰当地运用各种养生的方法,饮食有节制,起居有规律,不过分劳作,所以能使形体和精神和谐协调,而活到天赋的自然寿命。由此简明扼要地为后世养生保健指明了方向和指导原则。相应地当人体在某种致病因素的作用下,原有的平衡和谐被影响或者破坏,脏腑、经络等生理活动异常,气血阴阳平衡失调,出现各种临床症状时,便出现了疾病。

2. 内伤外感、审症求因的病因观

(1)病因两分法:致病因素虽然复杂,如果结合邪气所伤部位,总体不外于外感和内伤两者。《素问·调经论》中云:"夫邪之生也,或生于阴,或生于阳。其生于阳者,得之风雨寒暑;其生于阴者,得之饮食居处,阴阳喜怒。"开创了中医病因内伤外感两分法的先河。程钟龄《医学心悟》也有论:"人身之病,不离乎内伤外感,而内伤外感中,只一十九字尽之矣。如风、寒、暑、湿、燥、火,外感也。喜、怒、忧、思、悲、恐、惊,与夫阳虚、阴虚、伤食,内伤也。总计之,共一十九字,而千变万化之病,于以出焉。"提纲挈领地表明中医的诸多病因可大体分为外感和内伤两类。外感病因主要指六淫,内伤病因则包括七情内伤、劳逸失常、饮食失宜等。

(2)审症求因:中医探求病因认识病因的方法称为"辨证求因""审症求因"。具体过程为:首先通过望闻问切四诊,详细询问发病的经过及其有关因素,获得症状,然后以症状为依据进行抽象思维辨证,再进一步进行综合分析,推求病因。这是中医探究病因的主要方法,渗透着思辨性和抽象性。

3. 以正邪力量对比为主导的辨证发病观

当各种致病因素作用于机体时,并不一定都会发病。且在发病的过程中,一般而言,总是沿着一定的方向发展和变化的。或好转痊愈,或加重恶化,或迁延难愈。决定这一切的到底是什么因素呢? 对此问题的回答就是中医的发病观。阴阳学说是中医认识世界的一种朴素的世界观和方法论,它同样适用于对发病的认识。人体内疾病发生的过程是错综复杂的,但决定疾病发生以及转归的主要是两种因素,中医学将其概括为正气和邪气。

(1)正气:中医学将机体内一切维护健康的势力统称为正气。正气的根本作用在于维护机体的自身生理平衡与稳定,即健康。它包括人体的正常生理功能活动,对外界环境的适应能力、抗病能力,对侵入机体的致病因素及时有效祛除的能力,以及发病后的康复能力等诸多方面。机体正气的强弱直接决定了机体抗病能力的强弱,决定着机体的健康水平。正气充沛,脏腑坚固,外邪难以入侵,疾病无从发生。即使病邪侵入后,也会被正气及时消除,一般不易发病,或发病较轻浅,较容易自愈。正气旺盛,气血充盈,机体有序,五脏安和,邪不内生。故有"正气存内,邪不可干""邪之所凑,其气必虚"之说。

(2)邪气:邪气是与人体的正气相对而言的,泛指各种致病因素。一切引发疾病损害健康的因素都可称为邪气。但具体而言,对邪气的界定又必须辨证地看待。自然界所存在的致病因素是潜在的,当它们没有引起疾病时是正常的自然存在物,而当它们一旦引发疾病时,则变为"邪气"。另外,对于正气不足的个体而言,自然界中的各种潜在的致病因素也可能乘虚而入引发疾病。可见,邪气又是相对而言的,界定它的主要标准为是否导致机体发病,具体的参照仍为机体正气的强弱与否。中医学中的邪气,包括外感六淫、疫疠、内伤七情、饮食、劳逸、外伤、虫兽伤等。邪气是发病的重要因素,在一定的条件下,甚至可能起主导作用。

(3)邪正力量对比,决定是否发病:邪气一旦侵入机体,正邪之间的斗争也便拉开了序幕。正邪之间斗争的结果决定了发病与否。

1)邪胜正衰:当正气不足,或邪气的致病能力超过正气的抗病能力的限度时,邪正之间的力量对比表现为正气无力抗邪,感邪后又不能及时驱邪外出,更无力尽快修复病邪对机体造成的损伤,及时调节紊乱的机能活动,于是发生疾病。

2)正胜邪负:正气充足,防御能力强,可有效及时驱邪外出,机体不发病。即使发病,由于正气的作用较强,病情较轻浅,易愈。因此中医学十分重视正气在发病中的主导地位。如《灵枢·百病始生》曰:"风雨寒热,不得虚邪,不能独伤人。卒然逢疾风暴雨而不病者,盖无虚,故邪不能独伤人,此必因虚邪之风,与其身形,两虚相得,乃客其形。两实相逢,众人肉坚。"意思是说正常的风雨寒热不是虚邪,不能伤人。突然遇到疾风暴雨而不病的,就是因为他所遇到的,不属伤人的虚邪。外感发病,必定是外有虚邪,内有正气的虚弱,两虚相合,乃生疾病。若自然气候正常,人体正气充足,形体壮实,即为两实相逢,就不会发生疾病。这就突出了正气的强弱在发病中起着主导作用。

3)邪正相持,病情迁延:致病邪气无处不在,当邪气致病能力与正气的抗御能力相持不下、势均力敌时,病情就会迁延而难愈。此时正确的治疗与合宜的调护十分重要,治疗与调护就是要扶助正气,祛除邪气,改变邪正双方的力量对比,使之向有利于疾病痊愈的方面转化。

中医学在治疗疾病时所应用的方法很多,但总的法则可概括为汗、吐、下、和、温、清、消、补等八法。而这八法却不外乎扶正与祛邪两大法则。疾病的发生与正气的虚弱和邪气的性质都有着密切的关系。因此治疗疾病的过程中,扶正不能忽视祛邪,祛邪亦不可损耗正气。基于正气和邪气在疾病发生过程中的相互关系和不同作用,古人有"邪去正自安"之说。

4)调动正气,维护健康:当人体正气虚衰,营卫不固的时候,机体抗邪无力,可导致多种疾病的发生或者出现亚健康的状态。换言之,无论是疾病还是亚健康,都存在正气不足。因此,中医学在形成之初,就高度重视机体内正气的调动和维护,并认为这是防病治病的关键环节。对于防病而言,人体正气旺盛,邪气就不易侵入,人体不会得病。只有在人体正气相对虚弱,不足以抗御外邪时,邪气才能乘虚而入,侵犯人体,引发疾病。对于治病而言,尽管疾病是内因、外因共同作用的结果,尽管中医学治疗方法和手段多种多样,但无论何种方法,其根本目的仍在于改善和保护机体内环境,提升机体自身抗病能力,即重视预防保健、未病先防,以不断增强正气。

4. 望闻问切四诊合参的诊病观

中医学诊查疾病,获取疾病信息的主要手段为望闻问切四诊,同时四诊互参。首先,中医四诊的前提是最大限度地获取疾病信息,如此才能对信息进行加工、梳理,从而进行辨证论治。望诊包括望神、望色、望舌等。望神是遵循中医整体观念，从整体上把握机体的综合情况。《黄帝内经》中强调"得神者生""失神者死"。望色望舌主要是在整体诊查的基础上，通过对局部和细节的观察，来确定病位病性以及病势等。闻诊是中医运用自己的听觉和嗅觉，了解患者发出的语言、呼吸、咳嗽、呃逆、嗳气等声响和口气、分泌物和排泄物等的异常气味，来判断正气的盈亏和邪气性质，以推断疾病的方法。问诊主要是对患者或陪诊者进行系统而有目的的询问，询问内容包括患者的体质、生活习惯、起病原因、发病及治疗经过、现症及病史、家族史等，以获得准确而有效的信息，为确诊和治疗做准备。切诊是指用手触按患者身体，借此了解病情的一种方法。切诊包括脉诊和触诊两个部分。四诊之间相互联系、不可分割，故中医学在诊病过程中强调"四诊合参"，只有这样才能全面而系统地了解病情，做出正确的判断。

5. 未病先防、防重于治的疾病治疗观

（1）未病先防，防重于治：治未病及早期预防的思想不仅是中医的特色，更是中医学的根本出发点。《素问·四气调神大论》最早确立了中医治未病的理论："是故圣人不治已病治未病，不治已乱治未乱，此之谓也。夫病已成而后药之，乱已成而后治之，譬犹渴而穿井，斗而铸锥，不亦晚乎！"无论是早治防变，还是瘥后防复，其实质都是强调：预防重于治疗。

（2）多种方法综合调治：中医学以调和机体达到阴平阳秘为根本治疗目的，治病手段丰富，除药物疗法外，还包括色彩纷呈、多种多样的非药物疗法，如针灸、拔罐、按摩、气功、推拿、熏蒸、运动、饮食等。针灸疗法又有毫针、陶针、三棱针、梅花针、皮内针、火针等。灸疗包括隔姜灸、温筒灸、聚光灸等。气功疗法有小周天、内养功、保健功等。推拿按摩则包括搓面、叩齿、揉耳、揉鼻、刮痧、捏脊等。熏蒸疗法有发汗、热敷、蒸洗、敷贴等疗法。运动疗法包括导引、五禽戏、八段锦、太极拳等。食疗则有药膳、粥疗、酒疗、醋疗、茶疗等。

（3）严格遵循个体差异：灵活思辨是中医学的难点，也是其特色之所在。疾病的发展是由各方面因素综合决定的。气候、环境、体质的不同，对疾病的发生、发展都有一定的影响。以辨证论治为主导治疗思想的中医学，以人为本，高度重视个体间的差异。无论诊断还是治疗，都不例外。强调治疗应因时、因地、因人而异，即诊断和用药都要考虑不同的季节、不同的地区、不同的体质特点，区别对待，制定适宜的治疗方法。

二、西医疾病观

现代医学以生物医学模式为主体，注重形态结构、实验观察及物质实体本身。当一定的病因作用于机体产生损害性作用，且超越机体自稳调节的范围，从而发生紊乱引起异常生命活动的过程，则称之为疾病。在大多数疾病过程中，机体会对病因导致的损害发生应激，这种抗损害与损害的反应一般表现为疾病过程中的机能、代谢或形态结构的异常变化。这些变化又可使机体各器官系统之间以及机体与外界环境之间的协调关系发生障碍，从而引发机体表现于外的各种症状、体征和行为的异常[2]。基于重视"实据"的指导思想，现代医学诊断疾病一方面依据症状、体征和行为等异常的表现,另一方面则依据实验室和其他各项辅助检查结果,这些量化数据是诊查疾病的主要依据。或者说,现代医学认识疾病更加注重和着眼于化验数值大小的变化或某一器官的形态学变化。

疾病的发生是机体自稳调节的紊乱,损害和抗损害反应的体现。任何疾病都有一定的病因,同时与机体的反应特征和诱发疾病的条件密切相关。此外,大多数疾病的发展过程具有一定规律性,因此在发展的不同阶段有相应的不同的变化。一些是有损害性的变化,还有一些是机体对抗损害产生的防御代偿适应性变化,不具有损害性。机体内部发生的这一系列功能、代谢和形态结构的变化,表现为外在的各种症状和体征。

三、中西医疾病观的差异

1. 哲学与科学

中医和西医分别诞生于几千年前的古中国和古希腊。受其形成的不同历史条件的限制和影响,二者在不同的基础上,分别构建了自身的理论体系。中医学以哲学为理论基础,西医则以解剖学、细胞学、细菌学、无机化学、有机化学等科学为基础。由此,也决定了二者之间在诸多方面的不同认识。中医学以阴阳五行、气血津液、脏腑经络、六淫七情、辨证论治等为基本理论,在阐述人体的生命活动时,充分体现出哲学思辨性和整体思维方式,但模糊、笼统、不够精确。这些给中医学的各种治疗原则和方法打上了经验的烙印,精确性不高。西医把人体划分为消化、呼吸、神经、骨骼、肌肉、泌尿、循环系统等若干系统,再分别将各个系统划分为若干器官。认为人体是这些器官和系统的精密组合。以极快的速度汲取高科技的成果,充实到检测、手术、药物等领域。其主要任务侧重于异常状况的修复。相对中医学,现代医学显得直观、明了、相对准确,但缺乏对人体系统性、整体性的全面把握。现今存在医源性疾病日益增多、治疗成本较高、缺乏特效药物等问题。

2. 整体与个体

中医学与现代医学对疾病的认识各有不同。中医学在理论上具有独特的生理观、病理观、疾病防治观。基于朴素的解剖学知识之上,提出"阴阳""五行""经络"等抽象概念,取类比象,并将人体脏腑分别纳入"阴阳五行"理论之中,整体地辨证地来认识人体,强调相互制衡的有机的动态平衡,即"阴阳调和"。认为天地一体、天人合一。人体气血津液等物质基础充盛,脏腑功能协调,并且全身应时刻保持畅通无阻。病理观为正气存内,邪不可干。一切病症皆内外因素导致的平衡失调所致,一旦恢复协调平衡的正常状态,病症自行消失。因此,人体健康或疾病,既与外部环境有关系,也与自身的状态和内环境有关。但更多的在于自身机体的强健。概括地说,在认识疾病的过程中,中医更加重视整体,人体内在结构的整体,人与自然环境的整体,以及人与社会环境的整体等。现代医学以构造自然观为指导思想,以近代解剖学和生物化学为理论基础,以原子论和还原论为出发点,强调结构,重视局部变化,进行系统的实验,运用科技成果,辨病施治,以化学药物和手术治疗为主要手段。与中医学整体的抽象、综合思维方式有别,西医强调实体观察和检验,需要数据的支撑,且强调能够重复和再现。对于疾病的发生,更多地聚焦于机体内部的各个系统,通过各种检查手段,寻找问题的所在,对症治疗。

3. 辨病与辨证

在认识疾病的过程当中,中医强调整体观、系统论,以辨证论治为指导原则,辨证思维为四诊、八纲,重视以人为本。治疗上并不单纯针对疾病的直接原因采取对抗性措施,而是强调"扶正祛邪",即扶持和维护人体自身所具有的正常功能以排除各种不正常的干扰。运用综合手段和技术进行诊疗,在辨证施治的基础之上,采用中药、针灸、推拿等多种方法。可见中医对疾病认识的本质是从整体、功能和运动变化的角度来把握生命的规律和疾病的演变,并高度重视辨证。现代医学更加关注于疾病本身,以及新疾病谱的发现和研究,对人体的认识已达到细胞分子结构的水平。在诊断中利用现代的先进仪器设备,探究深层次疾病的现象,包括疾病的病因、病位、病理以及局部结构和功能变化等辨病特点。

4. 宏观与微观

中医学以整体观念为指导思想,注重整体恒动的观察,研究自然、社会与人体的关系,从整体上把握生命与疾病的运动,又从运动中诊察人体内部以及人与自然的联系。诊断中根据自然气候的变化预测疾病的发生演变规律和特点,并强调对未发疾病进行预测。通过望闻问切四诊获得人体的整体诊查信息。因为以整体思维著称的中医学,认为任何脱离整体的部分,都是毫无意义的。西医学简化生命的研究条件及各种影响因素,借用现代先进的科学技术成果,对人体结构及各个结构之功能借助仪器进行周密、细致、系统的观察和纵深研究,更多地着眼于微观的变化。在临床实践中,西医重视局部改变,强调实验室指标变化,主要是针对导致这些变化的直接原因,采取对抗性措施,如杀灭细菌、杀死癌细胞、切除癌变部位等。

5. 定性与定量

中医学通过脏腑辨证、八纲辨证、气血津液辨证等进行辨证论治,辨证论治的过程,就是对疾病进行定性的过程。如阴虚、阳虚等名词术语,主要依靠的是诊查者的思辨,从而作出判断。这种诊断方式对疾病现象的认识面广,但不精深,没有落实到具体的指标上,操作显得模糊,结论多重,主观性较强。西医把物理、化学、生物学等知识直接应用于医学,将自然科学的分解还原方法、实验方法等应用于医学研究,以实验为依据,以定量为基础。数据数量是其诊察疾病、治疗疾病、实验研究等诸多方面的根本出发点和必备要素。

参考文献

[1]梁治学,胡燕,何裕民.从"疾病"词源学探析亚健康范畴[J].中国中医基础医学杂志,2015,21(4):422.
[2]王光辉,陈涛,王琦.亚健康及其中西医干预[M].北京:中国科学技术出版社,2007.

第二节　亚健康成因

一、中西医对亚健康成因的认识

1. 中医学对亚健康的认识

祖国医学并无亚健康之说,把非健康的状态总体概括为"阴阳失调"。但对亚健康状态,则早有认识,如古人提出"萌芽""先兆""欲病"等认识,相当于亚健康状态。中医基于整体观念为指导的天地人三才一体的认识论,认为人应遵循自然规律,遵循社会规律以及机体自身的生命规律。而所谓亚健康则是由于机体与自然、社会环境的失调和机体自身的失调所导致机体阴阳失衡、脏腑失和、气血失调,从而产生的一系列身心不适。但相对于疾病而言,这些表现尚较轻微,属可调理范围。究其具体成因,主要包括以下几方面:①外感病因,主要着眼于外界环境因素,如外感六淫等。②内伤病因,主要与个体的生活起居方式习惯及情绪精神心理有关,如情志、饮食、劳逸等。还有其他病因如药物的不合理使用、保健品及营养品的不合理使用、先天因素等。

2. 西医学对亚健康的认识

西医学认为亚健康是一种介于健康与疾病之间的非健康状态,此状态的形成是多方面因素综合作用的结果。大致将其分为躯体亚健康、心理亚健康、社会适应性亚健康、道德亚健康等四种类型。究其成因,包括人体内在因素及外在环境因素两大类。前者如心理因素、情感因素;后者如自然环境因素、社会生活环境因素、药品及保健因素等。

二、六气/自然环境因素

1. 环境与健康

人生活在自然当中,良好的自然环境是人类赖以生存的前提,更是人类健康的重要保障。自然环境的异常改变和污染破坏,都会影响人体健康,甚至导致亚健康或疾病。在人类步入快速发展的 21 世纪,生物、科学等诸多高新技术突飞猛进的同时,人类赖以存活的自然环境也在随之不断改变。然而这些变化在标示社会进步的同时,却没有提升人类的健康水平,反而带给健康更多的负面的影响,亚健康人群呈明显上升趋势。无疑自然环境的污染和破坏已成为人类健康的大敌,是造成亚健康的重要原因之一。尽管中西医学有诸多差异,但对环境影响健康都有其深刻的认识。

2. 六气

基于整体观念的指导思想,中医学认为人与环境是统一的整体,二者相互影响,相互作用。早在春秋时期,秦国名医医和已提出六气说。《左传·昭公元年》载医和言:"天有六气,降生五味,发为五色,征为五声,淫生六疾。六气曰阴、阳、风、雨、晦、明也,分为四时,序为五节,过则为灾。阴淫寒疾,阳淫热疾,风淫末疾,雨淫腹疾,晦淫惑疾,明淫心疾。"《素问·六节藏象论》也谓:"天食人以五气,地食人以五味,……气和而生,津液相成,神乃自生。"

意为天供给人们五气,地供给人们五味。五气由鼻进入人体而藏于心肺,上行而使人的面色明润,音声洪亮。五味由口进入人体而藏在胃肠,五味各有其所喜的脏腑,以滋养五脏之气,五脏之气旺盛,与津液相互作用,生命活动也就自然健旺了。

人在自然界中生存,不可避免地受到自然环境的影响。中医学把自然界中正常的气候变化如风、寒、暑、湿、燥、火,概称为六气。一般而言,六气不会使人致病。但"六气"太过或不及,非其时而有其气(如春应温而反寒,冬应寒而反为温,夏应热而反为寒等),以及气候变化过于急骤(如暴冷、暴热等),机体不能与之相适应时,则会导致亚健康或疾病的发生。另外亚健康或疾病的发生,也与机体正气的强弱有关。如果机体适应能力低下,即使是正常的六气变化对相对虚弱的机体而言,也可成为"六淫"。因此人体顺应四时六气之变化则可安然无恙。故《素问·四气调神大论》曰:"逆之则灾害生,从之则苛疾不起,是谓得道。"

中医古代文献中多处记载有关环境污染的描述,并认识到如果环境被污染,将引起各种疾病。宋代陈无择记载了水污染对空气和土壤等周围环境的污染引发疾病。明清时期对山岚瘴气、岭南毒雾、浊气、杂气等记载也是对环境污染的描述。中医学对环境因素与健康、疾病认识虽较深刻,但没有环境污染名称,主要根据所造成的机体病变特点来认识致病因素。

3. 自然环境因素

自然界中的物理因素、化学因素、生物因素、大气、水源、土壤、食品等构建了人类生存的基本条件。自然环境的好坏与人体健康息息相关。人类在适应和改造自然的漫长过程中,也已经与自然环境形成了有机的平衡和协调。任何破坏和影响这种协调关系的活动,最终都会危及人类的健康。迄今为止,人类生存的自然环境已陷入前所未有的危机。这是因为:一方面新兴的科学技术推动社会进步和发展的同时,也造就了新的环境污染源,如噪声、电磁辐射及大量有害的化学物质等。另一方面,连空气、水源、土壤等最基本的生存物质基础也未能逃脱被污染和严重破坏的命运。人类长期处于各种环境污染中,势必对生活及个体健康造成潜在的持续的危害。

（1）噪声污染：

1）噪声:界定噪声主要包括两个标准:一是从声波来看,超过90分贝的声音不同频率和不同强度、无规律地组合在一起,即成为嘈杂刺耳的噪声。一是需结合人的主观感受,一般而言,一切令人讨厌,烦躁,干扰他人正常工作、生活和学习的声音,都可称为噪声。我国城市区域环境噪声标准规定:居民区的环境噪声白天不得超过50分贝,夜间应低于45分贝[1]。超过这个标准,便会对人体产生危害。

2）生活中的噪声:目前我国环境噪声污染主要来自交通运输噪声、工业生产噪声、建筑施工噪声、社会生活噪声等方面。交通运输噪声是环境噪声污染的主体构成。随着社会生活节奏的加快,人们越来越追求高效速捷。这一观念也决定了人们对出行方式的选择。尽管交管部门出台了一系列限制措施,但总体来看私家车数量仍逐年迅猛上升,城市道路不堪重负。越来越多的机动车辆在造成交通拥堵的同时,也带来了大量的噪声污染。尤其在上下班等高峰时段,焦躁的人们为了能够前行,不停地鸣响喇叭,令人烦躁不安,严重影响日常工作和生活。伴随着世界工业化进程的快速推进,工业生产噪声已成为世界瞩目的问题。其主要来源为工厂车间机器高速运转所产生的噪声,如化工厂的空气压缩机、鼓风机和锅炉排气放空时产生的噪声;柴油机、发电机和机床等高速运转的设备产生的噪声等。工业噪声声源繁多分散,类型复杂。

此外,老城区的改造,各种交通道路及相关设施的修缮完备过程中,各种机器的不断轰鸣如搅拌机、打桩机、钢筋装卸声、敲打声等,不仅干扰附近居民正常的工作、生活和休息,还形成了危害健康的噪声。轰鸣的噪声中弥漫着大量的灰尘,破坏了原本安静舒适的生活和工作环境。在生存压力与日俱增的今天,人们白天大多在拼命工作。而到了夜晚,为舒缓一天的疲惫和压力,夜生活也越来越丰富。繁华的闹市区不时传来商场大声叫卖的促销声,刺耳的音乐声,娱乐场所的喧嚣吵嚷声,诸如此类,随处可见。尤其临街、临高架桥等位置更为明显和严重。到了节假日,这样的情况则更加普遍。

3)噪声的危害:长期生活在噪声污染的环境里,会严重影响人的身体或心理的健康,引发疾病或亚健康。首先,声音是靠耳来识别的。持续的、频繁的噪声使耳朵出现听力疲乏、耳鸣,甚则发展成为噪声性耳聋。1979 年联合国环保会议把噪声列为"人类不可容忍的灾难之一"。同时,噪声常令人烦躁不安,尤其在夜晚出现的噪声,会令人无法入睡,出现头晕、失眠、记忆力减退、注意力不集中等以神经衰弱为特征的亚健康症状群。此外,如长期遭受噪声困扰,还可引发机体多系统的功能性或器质性病变。如消化不良、十二指肠溃疡等消化系统疾病和自主神经功能失调、心血管功能异常、内分泌系统功能紊乱等[2]。这主要是由于噪声干扰、破坏或影响了机体上述系统自身正常的生理节律而导致的。尤其对于一些原本体弱、耐受力低下的群体而言,危害更加严重,如孕妇、儿童。有研究发现,孕妇长时间在超出 85 分贝噪声环境下容易造成流产、早产,胎儿处在强噪声环境下会影响大脑发育,容易形成弱智儿,且噪声影响大脑的发育,导致儿童智力低下[3]。噪声还能使人体中的维生素、微量元素、氨基酸、谷氨酸、赖氨酸等必需的营养物质消耗量增加，影响健康[4]。

(2)空气污染：阳光、空气和水是生命维持的三要素。尤其是人类自身无法选择而只能适应的空气，其质量的好坏、成分的构成可在瞬间决定人的生死存亡。空气的主要成分为氮、氧、氩，还有其他部分微量气体。但随着世界工业及交通运输业的不断发展，生产生活中产生的大量的有害物质播散到了空气当中，改变了其原有的成分。当空气中的有害物质达到一定浓度和水平时，就会对人体、动植物等造成危害，这就形成了空气污染。

1)室外空气污染：常见的室外空气污染源主要包括工业燃烧排放气体，车辆排放的废气等。随着工业的发展，不少有毒重金属混入大气，如铅、镉、锌、钛、锰、钒、钡、砷、汞等。重金属能引起人体慢性中毒，加重和诱发心脏病，引起动脉硬化、高血压、中枢神经疾病、慢性肾炎、癌症等。在交通运输道路不堪重负的同时，大量排放的汽车尾气也已严重影响到人们每时每刻都在呼吸着的空气的质量。此类污染物种类多、危害大、覆盖面广。汽车尾气产生的化学性污染物可经呼吸道、消化道或皮肤进入人体，其中的颗粒成分会提高动脉硬化、冠心病的发病率，所含的铅对儿童心脑血管、神经系统的发育影响很大。不仅如此，还会影响呼吸道造成缺氧，引起心血管疾病，提升血小板形成高凝结状态或直接形成血栓性疾病。被尾气污染的空气主要含有煤粉尘、二硫化碳、一氧化碳、二氧化碳、碳化氢、硫化氢和氨等成分。二氧化碳可加剧温室效应，造成气候反常。硫氧化物、氮氧化物伤害植物的基因组织,造成农作物减产、品质变坏。

2)室内空气污染:在外界环境不断恶劣的情况下,室内空气污染的发生率也越来越高。造成室内空气污染的原因主要包括以下三方面:特定生产厂矿内部的空气污染、现代居住环境的改变以及不当的室内装修。特定生产厂矿内部的空气污染首先体现在矿场的室内污染。矿场、石膏场等含二氧化硅的粉尘被吸入肺部,其毒性作用能破坏人体的巨噬细胞,产生一系列复杂的病理变化。最常见的表现为气短、胸闷、咽痒、咳嗽等亚健康状态,若并发肺结核,则会加速肺组织坏死,最后引发肺癌或死亡。如果悬浮微粒长时间地悬浮在空气中,其本身既可以是有毒有害物质,又可以是其他污染物的运载体和反应体。不止矿场有污染,即使当代人们每日的居处之地,也同样危机四伏,此即为现代居住环境改变而造成的室内污染。现代城市高楼林立,遮天蔽日,寸土寸金,人们的生活空间变得越发狭小起来,且多数居所通风不良,室内供氧不足,空气中的负氧离子浓度较低。负氧离子即带负电的氧离子,是空气分子在高压或者强辐射线作用下产生的,号称"空气维生素",它具有镇静、催眠、镇痛、镇咳、止痒、增食、降压等作用。自然现象中见于雷雨后,此时空气负氧离子增多。公园、田野、海滨、湖泊、森林等处负氧离子含量相对较多,空调房间中负氧离子全部消失。故长期处在高楼、使用空调的环境里,组织细胞会缺血缺氧,从而加速骨质疏松和肌体萎缩,由此影响人体健康。此外,现代生活中,人们在追求舒适的居住环境的过程中,经常忽略舒适的内涵,而更多着眼于装修外观本身,出现过度装修或不当装修,也人为地造成室内污染。

装修的涂料、油漆、地板、板材、建筑水泥、大理石等,含有甲醛、甲苯、二甲苯、氨、氡等气体,可致人体嗓子干、喉咙痛,有异物感,呼吸不畅、头晕、容易疲劳,还常引起皮肤过敏反应,如小孩常咳嗽、打喷嚏、免疫力下降,常易感冒,甚则影响生育或引发严重的疾病。如成人长时间不孕查不出原因、正常怀孕情况下发现胎儿畸形、成人或儿童白血病。同时,安全防范意识的增强,信任危机的增加,使得现代人们多紧锁或紧关房门,难以及时有效地实现室内空气的更新。拥挤的教室、通风不良的商场都存在着不同程度的室内污染。

3)空气污染的危害:空气污染的危害可分为显性的近期的危害和隐性的远期的危害两种。前者主要指污染浓度较高的,危害性显而易见的污染。一般多为某种特定条件和环境场合下发生的一些急性事件。如某些毒物泄漏事故,使得空气中污染物浓度急剧增加,或者风力微弱、无风、事发地点相对密闭等,污染物无法迅速扩散。后者主要指浓度较低的或相对较分散的空气污染。相对于前者而言,它不会产生明显的易于捕捉的效应,而是一种慢性的远期的不易察觉效应,但这比前者更为可怕。首先,它以无明显标志和无特异诊断特征的临床症状出现。如慢性支气管炎、哮喘、视力模糊、羞明流泪等生理机能障碍,或诸如高血压、心脏病等形式体现出来。其次,无论是现代医学的对症治疗还是中医学的辨证论治,都无法取得理想的治疗效果,因为致病的环境没有改变,被诊查者仍处于危险的污染环境当中。总之,空气污染危害严重,可引起或者加重人体与外界接触较多的呼吸道疾病,出现慢性支气管炎、支气管哮喘、肺气肿、肺癌等,长期严重的空气污染还会致癌、致畸形、致突变[5]。

(3)水污染:水是生命之源,是人们生存的根本条件。成年人体重的60%是水,婴幼儿时期所占比例更高,婴儿时期水占人体体重的90%左右,幼儿时期则占到80%左右。我国明代医家李时珍在其巨著《本草纲目》中指出:"水为万化之源,土为万物之母。饮资于水,食资于土。饮食者,人之命脉也,而营卫赖之。故曰:水去则营竭,谷去则卫亡[6]。"随着科技不断进步,人类社会快速发展的今天,全球的水污染一次又一次令世界瞩目。尽管人类为此做出很多努力,但水污染仍是世界环保的难题。

水污染主要指水中进入过多的杂质,并且超过了水源自身的净化和修复能力,导致水质在物理、化学及生物学特性等方面发生改变,从而影响水作用的发挥,甚则危害人体健康的现象。按着水污染与人为因素的关系,可分为非人为污染和人为污染两种。非人为污染也称自然污染,是由自然因素造成的污染,从而使水源本身不适合饮用。如地面水渗漏,或水质自身的特点差异,某些微量元素或放射性物质浓度偏高,等等。目前水污染的主要原因还是人为污染,包括工业污染和生活污染。如热力电站、化工厂、矿物开采基地等废物废水的排放,化纤、洗涤、农药、塑料等工厂的排水,日常生活中的粪便,医院的污染,制药、制革、酿造等工厂的排水。各种污水杂质成分复杂,浓度各异,危害严重[7]。

近年来,各种工业(如采矿、冶炼、电镀等)废水和固体废弃物的渗出液直接排入水体,致使水体含有较高的重金属[8]。重金属十分稳定,大多无法被生物降解,经一系列生物作用,可能转化为毒性更强、危害更为严重的新生化物质,如甲基汞等。水中重金属污染物可通过食物链在生物体内逐步蓄积,长期过量摄入,会引起急性或者慢性中毒,对人体健康造成急性或潜在的威胁,导致诱发多种疾病。如胃肠炎、痢疾、传染性肝炎等多与水污染有关。更为糟糕的是,水作为生物链的重要一环,一旦受到污染后,通过饮水或食物链,污染物进入人体,可使人急性或慢性中毒。砷、铬、铵类、苯并芘等,还可诱发癌症。水污染不仅直接危害人类健康,还会通过影响与人类密切相关的生物,间接影响人类的健康。大量污水的排放,致使生物链中的有机物在水中降解,溶解氧下降,甚至出现缺氧或无氧层,致使与人类密切相关的水生植物大量死亡。水生植物死亡再次通过生物链效应,影响和危及人类的生存环境。

(4)土壤污染:

1)土壤污染:土是万物之母,土壤是人类赖以生存的基础,随着地球人口的不断增加及世界经济的快速发展,众多形式各异的污染物大量地进入土壤,使土壤的原有成分受到破坏,土壤中的有机物质、重金属元素、病原体及其他有毒有害物质不断增加,已直接影响到人体的健康。土壤环境污染物质的来源主要有城乡生产生活产生的废弃物质,以及化学农药、病原微生物等。具体而言包括重金属,如汞、铅、锌等;放射性元素,如氟、酸、碱等;还有人工合成的有机农药、氰化物、洗涤剂、人畜粪尿、生活污水、垃圾排放等等。

2)土壤污染的危害:与其他污染不同的是,土壤污染的污染物在土壤里的变化过程较缓慢,因此土壤污染后果持久,难以恢复。这种后果体现在三方面。首先,污染物在土壤中停留,改变了土壤质地,致使其营养成分减少,作物种植产量下滑,质量降低。其次,如重金属或农药污染物流入植物体内,可再次通过人体或动物进行危害性播散。最后,土壤污染直接危害人体健康。大部分病原体能在土壤中生存较长时间,为其通过食物链或皮肤进入人体引发疾病提供了机会,可导致人体肠道及消化道疾病、脊髓灰质炎、传染性肝炎等。放射性污染物除通过食物链进入人体外,还可经呼吸道进入人体,造成头昏、无力、脱发等亚健康症状或发生癌变等严重后果。此外,土壤污染可在风力和水力的作用下向外扩散,形成二次污染。

(5)电磁辐射污染:

1)生活中的电磁辐射:与过去相比,人们当今的生活信息化、速率化程度越来越高,这主要是电气设备的功劳。电视、电脑、手机、微波炉以及各种家用电器,为我们的生活带来了许许多多的便利。然而,与此同时也使人们常常处于电磁辐射的危害之下。因为有电气设备存在,就会有电磁辐射。电磁辐射是能量以电磁波的形式发射到空间的现象或能量以电磁波的形式在空间传播。它是现代社会的新污染源[9]。除射线、地球磁场等自然辐射源外,对人类造成危害的主要是与人为因素密切相关的环境辐射。与环境相关的电磁辐射主要包括以下几类:①工业辐射:如电焊、淬火、熔炉等;②通信辐射:如电视广播、计算机、高压线、手机、对讲机等;③医用辐射:超声波、微波理疗机、微波治疗仪器等;④家用电器辐射:微波炉、电磁炉等。

2)电磁辐射的危害:我国和世界很多国家及世界卫

生组织都对此十分关注。我国目前依据的国家标准是国家环境保护局于 1988 年 3 月 11 日颁布实施的《电磁辐射防护规定》(GB 8702—88),它对电磁辐射规定了职业照射值和公众照射限值。①职业照射:在每天 8h 工作时间内,任意连续 6min 按全身平均的 SAR 应小于 0.1W/kg。②公众照射:在每天 24h 内,任意连续 6min 按全身平均的 SAR 应小于 0.02W/kg。

　　电磁辐射污染影响到人体健康的方方面面。①对视力和眼睛的损害:眼睛属于人体对电磁辐射的敏感器官,过高的电磁辐射污染会对视觉系统造成影响。主要表现为视力下降,引起白内障等。高剂量的电磁辐射还会影响及破坏人体原有的生物电流和生物磁场,使人体内原有的电磁场发生异常,并损害虹膜、角膜等眼组织结构。②提高癌症发生率:电磁辐射可影响生命细胞,导致生命细胞异常分化,加速癌细胞增殖,促使癌基因表达,提高癌症发病率。台湾一项研究发现:长期从事与电脑工作有关的女性,比一般不从事电脑工作人员患乳腺癌的可能性高出 43%。③多系统损害:电磁辐射常引发机体多系统损害。如损害生殖系统,影响生殖机能。澳大利亚纽卡斯尔大学研究发现:电磁辐射还会影响生殖系统,使男子精子质量降低,孕妇发生自然流产和胎儿畸形等。有研究报告指出,孕妇每周使用 20h 以上计算机,其流产率增加 80%,同时畸形儿出生率上升。据调查显示,我国每年出生的 2000 万儿童中,有 35 万为缺陷儿,电磁辐射是影响因素之一。若损害心血管系统则会出现心悸、失眠、部分女性经期紊乱、心动过缓、心搏血量减少、窦性心律不齐、白细胞减少、免疫功能下降等。如果装有心脏起搏器的患者处于高电磁辐射的环境中,会影响心脏起搏器的正常使用。若影响神经系统,则会出现自律神经失调、抑郁症。④损伤精神及心理状态:长期处于电磁辐射状态下,易使人颓废、精神萎靡不振,出现头昏、失眠、抑郁等身体及心理不适。⑤造成儿童白血病:长期处于高电磁辐射的环境中,使血液、淋巴液和细胞原生质发生改变,是儿童患白血病的原因之一。意大利研究该国每年有400多名儿童患白血病,其主要原因是距离高压电线太近,因而受到了严重的电磁污染。电磁辐射对人体的危害通常与接触辐射的时间、强度成正比,即辐射时间越长,强度越大,则危害越大[10]。

(6)化学物质污染:化学物质是人类生产生活的重要组成部分,但同时也是一把危害健康的利剑,它们不仅影响健康,造成亚健康,还是重要的致癌、致畸物,以及毒性很强的毒物。通常把化学物质或化学制品进入环境后造成的污染,称作化学物质污染。化学物质污染随处可见,大多数是人类活动或人工制造的产品造成的,已渗透到人们吃、穿、住、用等各个方面。

1)常见化学物质污染及其危害。主要是工农业生产中的化学物质污染及危害。工业废气中含有大量的 SO_2,工业排放的油污,农业生产中使用的农药,包括杀虫剂、杀菌剂、除草剂以及化肥等都对环境构成威胁,形成化学物质污染。SO_2 有强烈刺激性和毒性,尤其对眼及呼吸道黏膜刺激作用更强。吸入量较大时,可引起肺水肿、喉水肿、声带痉挛而致窒息。油污在水质中也无法降解,容易导致癌变的发生,或引起皮肤干燥、老化。油污清洗剂中多以三氯乙烯、二氯甲烷、甲苯之类物质为主要成分,有麻醉或刺激作用,会直接或间接引起中毒。农药造成的环境污染,后果严重,不仅破坏生态环境,污染地下水,甚则直接导致人畜中毒死亡。

2)日常生活化学物质污染及危害

A.衣物化学物质的污染及危害:尽管现代人类物质生活较以往富足充裕,穿戴衣物种类众多。但若挑选不当,不仅增添生活环境的污染,还危害身体健康。如化纤面料的衣服,它的原料是从煤、石油、天然气等高分子化合物或含氮化合物中提取出来的,有强度高、耐磨、密度小、弹性好等特点,但静电大、耐光性差、吸水性差、透气性差。不利于身体与外界物质交换,其中有些成分很可能成为过敏原,导致过敏性皮炎,引起瘙痒、疼痛、红肿或水疱。

B.食品相关化学物质的污染及危害:食品相关化学物质污染主要是指在食品加工生产以及制作过程中出现的因使用的化学因素不当或异常反应而导致的污染。包括食品原材料中残留的化肥、农药,以及制作中为改变其外观,延长保质期等而采用的添加剂、色素、染色剂、防腐剂,以及食品本身的变质腐坏等。食品相关化学物质污染造成的主要是食源性疾病。表现为急慢性食品中毒,或更严重的致癌变、致畸形等影响。

C.装修装饰的污染及危害:装修装饰材料的污染已成为危害人类健康的一大杀手,是室内污染的主要原因之一。现代人绝大多数时间是在室内活动,尤其是白领工作人员在室内时间相对更长。装修装饰污染是指由建筑与装修材料所造成的污染。调查研究中发现,建筑材料中对人体危害最大的是甲醛。空气中甲醛含量达百万分之一时,人才可以嗅到,但只要有百万分之一时,就可以引起呼吸道分泌物增多、咳嗽、咳痰、胸闷、呼吸困难等症状。这表明有时虽然嗅不到任何气味,但也已对人体造成了伤害。此外,马桶、瓷砖的釉面含有放射性核素镭,建筑材料中的大理石、花岗石还含有放射性物质氡。这种建材中的放射性不会随时间推移而减弱,从而使人体处于持续的潜在危险之中。

D. 日常洗化的污染及危害:当今社会人们为了追求美,所消耗和使用的日用洗化产品的数量之大、种类之多,都是前所未有的。一般而言,日常洗化产品主要指能起到清洁、消除不良气味、护肤、美容和修饰目的的日用化学品。洗化产品本身毒性一般不大,但因多散布于人体表面的诸多部位,如皮肤、毛发、指甲、口唇等,较容易造成对身体的直接损害,如染发剂能诱发皮肤癌和膀胱癌。化妆品原料中所含的多种化学合成品如色素、防腐剂和香料等对皮肤危害较大。较常见的如刺激性伤害,过敏性反应,出现皮肤红肿、痒痛。若处理不当,还可能发生感染。对于原本抵抗力就低下或属于特禀(过敏)体质者,则可能发生脏器损害。如长期使用染发剂,经皮肤吸收到体内并在体内蓄积,可导致肾功能衰竭。

E. 一次性使用产品的污染及危害:我国是世界上一次性产品使用较多的国家之一。一次性使用产品包括一次性餐盒、一次性筷子、一次性鞋套、一次性杯子、一次性输液器,等等。一次性产品使用相对方便、较卫生,在一定范围和程度上避免了交叉传染和疾病传播。然而一次性产品在带给人们便利的同时,也构成了对人体的直接污染及对环境的二次污染。原因是一次性产品质量本身存在问题,其次是被随意丢弃。如我国一次性餐盒过半不合格。不合格餐盒导致人们在用这种餐盒盛放油和醋时,将会吃掉被溶解的餐盒成分。被溶解的工业碳酸钙会影响人体的代谢系统,形成胆结石、肾结石,以及影响人体的消化系统、神经系统;被溶解的工业石蜡会影响人体的造血系统、神经系统和消化系统,会蓄积毒性,诱发癌症。并且被随意丢弃的一次性产品产生了大量的垃圾,严重污染土地、空气、土壤等自然环境。

F.塑料制品的污染及危害:塑料制品中常见的塑料瓶、饮料瓶,同样可造成化学物质污染。塑料瓶反复使用,会危害健康。特别是将热水倒入瓶中,高温会使塑料里的有害物质溶出而进入水中。饮料瓶使用的材料在低温下无毒无味,但是一旦受到高温或被曝晒,就会慢慢溶解释放出对人体健康有害的有机溶剂。而塑料制品中的耐光剂、光滑剂等对人体有害,长期使用容易使内部有害物质溶出。大量的塑料制品污染地下水、土壤,从而影响农作物和养殖动物的质量安全,导致农作物减产或者毒物质积聚在动植物体内,这些动植物被人食用后,又危害健康。

三、情志/精神心理因素

大量研究证实,在危害人类健康的疾病中,外因的作用占85%,个人的精神心理状态、生活方式、行为习惯等则占据85%中的60%。可见,不良生活(行为)方式同样是人体是否健康以及疾病发生与否的重要决定因素。

1.中医情志与亚健康

(1)情志与健康:情志一词起源于"五志"和"七情"概念。《黄帝内经》用"志"表示人的情绪、情感。《素问·四气调神论》指出应结合不同季节特点调摄情志:"春三月……被发缓形,以使志生";"夏三月……使志无怒";"秋三月……使志安宁";"冬三月……使志若伏若匿,若有私意。""七情"概念由《内经》"五志"衍变而来,首见于宋代陈无择的《三因极一病证方论·三因论》:"七情者,喜、怒、忧、思、悲、恐、惊是也[11]。"情志活动是一种正常的生理表现,属于人的精神活动,是人体对自然和社会环境的反应,是个体受客观事物刺激后所作出的一种内心反应,属于中医"神"的范畴。《读医随笔》指出:"喜怒思忧恐,本乎天命,人而无此,谓之大痴,其性死矣。"《素问·阴阳应象大论》谓:"人有五脏化五气,以生喜怒悲忧恐。"良好的情志变化能够促进机体气血津液的产生、输布,为脏腑提供正常的物质基础,有利于脏腑功能的保障和维持,即形神一体,形与神俱。情志一般情况下不会致病。但是突然强烈刺激或过久的情志刺激,超过了人体正常的适应能力,即可使机体呈现出诸多不适,但实验室检查却无明显异常的亚健康状态,所谓神伤则形损。

(2)情志失调与亚健康:情志失调是亚健康形成的关键因素。有研究显示,情志因素在亚健康发生过程中占44.94%[12]。亚健康从本质上说,就是一种介于健康与疾病之间的身体和心理的低水平应激状态,从而表现出不同程度的身心不适症状,也是个体对外界变化和刺激做出的差异性反应过程。这一过程与多因素有关,如精神、情志等心理因素。早在《内经》时代,中医学就已认识到:一个人精神状态的好坏直接影响着其生命功能的盛衰,尤其消极的心理状态在一定条件下可引起各种病理变化,成为致病因素。如《素问·疏五过论》曰:"精神内伤,身必败亡。"早在东汉时期,名医华佗就曾提出:善医者先医心,而后医其身。这些都充分表现出中医对心理调适的高度重视。

(3)情志致病特点:

1)扰乱气机:情志活动由脏腑直接发出,故七情太过也会直接损伤脏腑,首先影响和扰乱脏腑气机。因情志活动的本质就是气的运动,所以五脏气机通畅,气血调和,才能使情绪稳定而温和。反之,情志失调,也会影响气机。《素问·举痛论》曰:"怒则气上,喜则气缓,悲则气消,恐则气下,寒则气收,炅则气泄,惊则气乱,劳则气耗,思则气结。"气机紊乱、脏腑气血失调会引起各种不适。如肝气郁结就会出现精神抑郁、烦躁、焦虑;心血不足就会出现失眠多梦、健忘、心悸;脾失健运就会出现食欲不振、疲倦乏力、嗜睡;肺气不足就会出现短气乏力、出汗增多、容易感冒;肾气亏虚则会出现腰膝酸软、畏寒肢冷、性欲下降。

2)耗损正气:气为百病之长。元代名医朱震亨的《丹溪心法》中指出:"气血冲和,百病不生;一有怫郁,诸病生焉。故人身诸病,多生于郁。"异常情志不仅影响气机,还耗损正气。李东垣《脾胃论》谓:"凡怒忿、悲、思、恐惧,皆伤元气。"《素问·疏五过论》言:"暴乐暴苦,始乐后苦,皆伤精气。"如思虑过度使脾胃气机升降不畅,损伤脾胃,脾失健运,出现不思饮食、腹胀、倦怠、营养不良等症状;且能暗耗心血,使心神失常而见心悸、失眠、健忘、多梦等症;严重者尚影响肝肾,出现男子阳痿、遗精或滑精,女子白带增多、月经不调等。

3)化火伤阴:情志过用,日久不已,则易引起精气血津液等物质的虚损。人之精气如油，神如火，火太旺则油易干，神过用则精气易衰，化火伤阴。气盛阳亢而化火，所谓"气郁化火"，化火则易伤阴血。阴血耗损，又使阴不制阳而易化火热，导致阴虚火动，二者常互为因果。

4）易致痰瘀：七情内伤还易致痰瘀。津液与血的正常输布运行有赖于脏腑功能的正常与气的推动。情志失调直接伤及脏腑，使脏腑功能紊乱，气机不畅，则导致津液凝滞而为痰湿，血行不利而成瘀。痰凝血瘀之形成，进而又可影响气血津液的化生与输布。痰为有形之物，是人体水液代谢障碍的病理产物，又可作为重要的致病因素而导致各种疾病的发生。《丹溪心法·痰十三》中载：痰之为物，随气升降，无处不到，凡人身上中下有块者，多是痰。明代秦景明《症因脉治卷二·痰症论》中论："痰之为病，变化百出，皆内因七情，外感六气，中宫失清化之令，熏蒸结聚而成，须分所兼之邪治之。"

5）功能紊乱或低下：在社会整体节奏迅速加快的同时，以高度紧张、压力较大为主体特征的情志不畅带给人们诸多危害。一方面是高度的工作和生活压力，另一方面又无法及时有效地缓解。久而久之，则会出现心理障碍或精神疾病，出现如神经调节紊乱、内分泌调节紊乱、脑应激疲劳和认知功能下降等。女性因其自身的生理和心理特点，则更容易被情绪问题困扰。有研究显示，子宫肌瘤、子宫肌腺症等疾病发病过程中，焦虑、抑郁、心理压力大等精神心理因素是重要诱因之一[13]。且人体长期的持续精神紧张，会造成内分泌功能失调及免疫力下降，从而出现亚健康或发展为疾病。

2. 精神心理因素与亚健康

（1）精神心理因素与健康：人既有复杂的生理活动，

也有复杂的心理活动。中医学在整体观念的指导下,非常重视形体与精神的高度统一,所谓"形与神俱"。亦即健康不仅仅是身体无病,生理正常,还须具备良好的心理状态。如《素问·宝命全形论》曰:"一曰治神,二曰知养身,三曰知毒药为真。"并进一步指出,"外内相得,无以形先"。这就是身心并重,而且"治神"当先于"养身"。只有外在形体与内在精神协调统一,才能心身俱健。这也是现代医学从"生物医学模式"向"生物—心理—社会医学模式"转变的重要体现。然而人的精神心理状态又总是受外界环境各种因素的影响,当不良的精神因素打乱了心理平衡状态或超越了自身心理的调节范围时,则造成亚健康或疾病。

(2)精神心理因素与亚健康:适当的或有节制的精神心理活动不会使人致病。但当精神状态高度紧张、心里矛盾重重,且长期得不到缓解和放松时,则可能出现种种精神病变,导致生理功能紊乱,甚至出现种种躯体病变。尤其随着生活节奏的加快、社会竞争的加剧、生态环境的恶化、人际关系的冷漠,焦虑、抑郁等不良精神心理因素已经成为21世纪危害人类健康、导致亚健康或疾病的重大因素。自20世纪80年代以来,因心理问题而致的身心疾病已成为严重损害公众健康的重要原因之一,原发性高血压、冠心病、糖尿病、支气管哮喘、胃溃疡等人们熟知的疾病都属于身心疾病。在身心疾病形成的过程中,心理因素不仅是发病的诱因,更是加重病情的因素[14]。人们在发生心理不适时,不是或较少以焦虑、恐惧及情绪变化等心理化的方式呈现,而是以头痛、腰痛和胸痛等躯体症状的方式呈现。患者就诊时往往以丰富、生动、多变的躯体症状为主诉,但其躯体症状与相应的医学检查不符,对症治疗效果往往不佳。有学者称其为心理问题的躯体化[15]。究其实质,当为亚健康。具体而言,造成亚健康的精神心理因素主要包括以下三方面。

1)过度紧张的精神心理压力:改革开放后,我国经济高速发展。与以往悠闲的农业社会生活相比,工业化程度不断提升,社会经济高速发展,整个社会高速运转,人们被卷入快速旋转的涡轮之中。社会生活和工作节奏的不断加快,使得快速、高效成为社会生活的主旋律。与此同时,社会竞争愈加激烈,生存压力逐步增大。更需要指出的是,压力不仅仅是个人的问题,已成为普遍的社会问题。如根据美国的有关统计显示,每年压力的损失,让美国花费500亿~900亿美元的代价(更有专家认为,应该有1500亿美元之多)。当然,这些包括了由于压力导致的直接损失、公司付给员工的医疗津贴,还包括了员工缺勤和低效率导致的无形的间接损失。事实上,间接损失是无法计算的[16]。工作压力会使人的行为发生变化,如吃不健康的食物、吸烟、喝酒、不愿(没有时间或没有条件)锻炼,等等,这使得每个人几乎每天都面临着新的挑战,精神压力很大。

2)错综复杂的人际关系:错综复杂的人际关系也带给人们很大的压力。人是社会的人,不可避免地要与他人交往,生活中要扮演多重角色,与不同类型的人相处,从而形成纷繁复杂的人际关系,如同事、上级、下级、家人、朋友,等等。人际关系的好坏对情志有明显的影响,关系融洽就显得亲密和谐。反之则产生猜疑、疏远甚至仇恨。前者带来精神愉快,后者则成了思想精神重负。

另一方面,关系的好坏也不是一成不变的,在一定条件下可以互相转化。在社会关系转化的过程中,人的情志也随着发生变化。特别是关系由好向坏的方面转化时,精神上会经受极大的痛苦,来得愈突然,变化程度愈大,则刺激愈强烈。因此,人们为了关系的和谐而劳神,甚至有时还需刻意去建立一些特殊关系。

3)遭遇的挫折:遭遇的挫折也同样危害人体。如情感失败、就业困难、工作挫折、事业失意、退休孤独、亲人疾病或者离去。英国沃里克大学和美国达特茅斯学院的一项研究200万人的数据显示:中年人是最容易患抑郁症的人群,其中44岁的中年人是最危险的人群。无论男女发病率都高。

总之,情志活动过极,超过了心理的承受能力,就成为致病因素,作用于形体,影响形体的健康。不良的精神心理因素,可使人产生焦虑、抑郁、悲观、消沉、急躁等精神心理障碍表现,呈现精神(心理)亚健康状态,如果调治不及时则可造成疾病。

四、饮食失宜/饮食方面的不良生活方式和行为习惯

1. 饮食与健康

饮食是人生存的基本条件。《灵枢·营卫生会》说:"人受气于谷,谷入于胃,以传于肺,五脏六腑,皆以受气,其清者为营,浊者为卫。"科学合理的饮食则是人体健康的基本保障。一方面,食物是人体营养物质的基本来源,构成人体的基本营养素,如蛋白质、脂肪、碳水化合物、矿物质、脂肪、维生素等无一不需要从饮食中摄取。另一方

面,随着人们生活水平的普遍提高,饮食结构、营养水平、科学程度等诸多方面,对于机体能否及时消除疲劳、防治疾病、增进健康,甚至延年益寿,都发挥着越来越重要的作用。

2.饮食失宜与亚健康

饮食摄纳的总原则为多样化、饥饱适度、数量适宜、营养均衡。这些原则是饮食科学的重要体现。如果不遵循原则,饮食不合理,则很可能"病从口入"。不合理的饮食方式首先损伤脾胃,如《素问·痹论》谓:"饮食自倍,肠胃乃伤。"脾胃为"后天之本""气血生化之源",饮食失宜最容易损伤脾胃而致病。脾胃损伤、运化无权则气血化生不足、机体虚弱,出现乏力、头晕、面色萎黄等症状。长期的不合理饮食,或者营养不足,或者营养过剩,无论哪一种都会危害健康。营养不足就不能供给生活、工作中必需的能量和营养成分。尤其当今每个人都背负着极大的生存、发展压力,更需要强有力的健康饮食供给。营养过剩并加之运动量严重不足或没有运动和锻炼会导致内分泌系统功能失调、肥胖症、糖尿病等代谢疾病。饮食不节、饮食不洁以及饮食偏嗜等不良饮食习惯是饮食失宜的主要形式,也是造成机体亚健康甚则发病的又一重要因素。

3.饮食不节

饮食不节包括食量的变化,如过饥过饱或饮食不规律。

(1)过饥:过饥则摄食不足、营养缺乏、气血衰少。在新的社会风向标指引下,节食、减肥、针灸、抽脂等以美体美容为目标的人为使身体处于饥饿状态的活动蔚然成风。这些方式如果运用不当,不仅达不到预期的目的,还极有可能给身体带来严重的损伤。如对处于青春期的青少年而言,长期的饮食摄入不足很有可能造成营养失衡,影响身高、乳房、子宫等的正常发育。人体体表皮肤的细腻滋润有弹性依靠的是皮下脂肪,如长期脂肪缺乏可导致皮肤松弛、缺少光泽,尤其是多次、急速减肥后将导致皱纹。不仅如此,大脑和神经系统的发育也离不开脂肪。如果营养不良,维生素、脂肪、微量元素等物质缺乏,就会危及大脑及脑内的神经组织,出现记忆力减退、脑组织营养不良、反应迟钝、注意力不能集中等症状。女性月经失调是不当减肥后常见的表现之一。尤其处于青春期的女孩,脂肪量占体重的17%以上才能保证正常的月经初潮,而成年女性的脂肪量若达不到20%,月经周期就会受影响,严重的还会出现痛经、闭经,甚至发生子宫出血。女性过度减肥会造成月经紊乱,继而导致卵巢早衰。此外,营养供给不足,气血乏源很容易造成气滞血瘀证,表现为抑郁、爱发脾气,常感心情抑郁,同时伴有头晕、头痛、失眠、自信心丧失等症状。长期过度地控制饮食,可造成神经性厌食症。使机体由主动到被动的控食过程,致使体重急剧下降,严重者可导致机体迅速衰竭或死亡。这一过程中,腹腔脏器更易受损。过度消瘦时可造成胃、子宫、肾等重要器官的下垂,这是因为当组织器官万一平时遭受外力作用时没有脂肪的缓冲保护作用而造成的。

(2)过饱:过饱不仅指饮食摄入的数量超过人体正常的生理需求,还指营养充足过剩,超过了身体代谢的需要,剩余的营养在体内蓄积的状态。这一结果对于任何年龄阶段的个体而言,都会造成困扰和麻烦。一方面过剩的营养物质很容易转化为脂肪造成肥胖。随着食品工业的发展,精制食品、油炸和高热量食品大大改变了人们的饮食模式,且伴随生活节奏的加快,人们在外就餐的比例越来越大。多数餐饮业的经营者不懂营养知识,为迎合消费者的口味,餐食能量高、油炸物多,维生素和膳食纤维缺乏。这是导致包括儿童在内的人体肥胖率不断增长的重要原因[17]。如在世界儿童、青少年肥胖检出率大幅上升的同时,我国儿童、青少年超重和肥胖的检出率也处于持续增高状态。无论城市还是农村,经济发达和落后地区的发生率都逐年升高。其中沿海经济发达地区高于内地经济较落后地区,大城市高于中、小城市,各年龄组男性高于女性,10~12岁年龄组是高发年龄段。另一方面,过剩的营养给机体造成严重的负担,由此引发一系列代谢性疾病如代谢综合征。本病集多种代谢紊乱于一身,包括高血糖、高血压、高脂血症等等。但其共同的病理基础都是肥胖。目前已经出现了儿童高血压、脂肪肝和糖尿病等。更为严重的是,肥胖在造成代谢紊乱的同时,还易造成多系统损害。如过饱、高脂肪饮食,可成为胆囊炎、胆石症发作的诱因,肥胖引发糖尿病、中风和心脏病。而肥胖者并发脑血栓和心力衰竭的概率比正常体重者多1倍;冠心病多2~5倍;高血压多2~6倍;糖尿病多4倍;胆石症多4~6倍。可见营养过剩可造成亚健康甚至疾病[18]。过饱还包括阶段性的暴饮暴食。生活中一部分成年人在情绪不良或不稳定时,喜欢通过暴饮暴食来调节心情。暴饮暴食容易引发胰腺炎,出现中上腹或左上腹呈刀割样绞痛、恶心呕吐、中度发热等症状。暴饮暴食也打破了胃肠等消化系统固有的进食节律,可造成胃肠病变。

（3）饮食不规律:饮食不规律集中表现为不吃早餐和吃夜宵等。受人体生物钟的影响,早上人体对蛋白质和碳水化合物等营养吸收率、利用率最高。早餐是一天中最重要的一餐,不吃早餐危害诸多,如出现低血糖、胆结石、胃溃疡等现象。没有早餐摄入,没有充足的热能补充,机体本身被迫用肝脏中储存的糖原来应急,会出现头晕、心慌、腿软无力、视物模糊、面色苍白、出虚汗和饥饿感等低血糖征兆。人在早晨空腹时,胆汁中的胆固醇含量特别高,此时由于胆汁酸分泌减少,长期不吃早餐会使胆固醇越来越高,胆结石就会越来越大。不吃早餐时胃里仍有胃酸分泌,胃酸对胃黏膜刺激容易诱发胃炎或胃溃疡。吃夜宵见于夜生活丰富或者工作劳累者。经常吃夜宵可导致脂肪堆积,出现肥胖,还会增加患胃癌、肠癌的风险。一般胃黏膜两三天会更新再生一次,胃黏膜上皮细胞的再生修复通常在夜间胃肠道休息时进行。吃夜宵打破了胃的生物钟,胃肠道得不到必要的休息,黏膜修复无法顺利进行。晚上胃肠蠕动减弱,吃进去的食物无法及时从胃肠道排出,长时间停留在其中,会促使胃大量分泌胃液,对胃黏膜造成刺激,久之会引起胃黏膜糜烂溃疡。此外,某些食物如油炸、烧烤、煎制、腌制会产生对身体有害的致癌物质,长时间停留于胃肠中,对胃肠黏膜造成不良影响,增加患胃肠癌的风险。

4. 饮食不洁

饮食不洁主要指进食腐败变质、有毒、污染食物或饮食受到污染。导致饮食不洁的因素有添加剂、化肥、农药、激素等。

(1)添加剂:添加剂普遍存在于牛奶、饮料、腌制食品、方便食品、袋装或罐头食品当中,如防腐剂。防腐剂合理使用对人体健康无害,我国到目前为止只批准了32种允许使用的食物防腐剂,其中最常用的有苯甲酸、山梨酸等。但如使用不当,则会危害健康。因为食品中防腐剂带有一定的副效应,甚至含有微量毒素。有关苯甲酸及其钠盐有积蕴中毒现象的问题,一直备受媒体关注。国际上对其使用一直存有争议,欧共体儿童保护集团认为它不宜用于儿童食品中,日本也对它的使用作出了严格限制。因其价格低廉,被国内食品业广泛使用。更为糟糕的是很多食品加工过程中,为减少加工程序,将防腐、抑菌、消毒等多种工序合而为一,加大了防腐剂的使用剂量;为降低生产成本,廉价但毒副作用较大的防腐剂类型被频繁使用。除防腐剂外,食品改良剂、膨化剂、着色剂、增味剂等五花八门的食品添加剂已然对人体健康造成了潜在的威胁。这些物质食用过量,可麻痹血管运动中枢、呼吸中枢及周围血管,还可能引起毒副反应,影响肝脏解毒功能,尤其使代谢减慢,排毒能力较弱的群体,如老人、小孩等,所受危害更明显。

(2)化肥、农药:施用过量的化学肥料,包括杀虫剂、杀菌剂、除草剂等,最终影响人体饮食的摄入这一环节。2004年中国环境与发展国际合作委员会年会指出,我国农民滥用化肥和农药已严重危害到人体健康、环境质量和农业的可持续发展。全国人大环境与资源保护委员会原主任委员曲格平认为,我国过量使用化肥和农药已达到极限。河北省曾连续几年对市场上的小白菜、豆角等一些蔬菜进行检测,结果表明蔬菜中残留的农药品种逐年增加,残留量检出率呈大幅度上升趋势。高效剧毒的农药在环境中残留的时间长,当人畜食用了含有残留农药的食物时,就会造成积累性中毒,且经较长时间积累才显示出症状。

（3）激素:激素是人类生命中的重要物质,它对特定的代谢和生理过程起调节作用,调节其速度和方向,从而使机体的活动更适应内外环境的变化。随着人们对激素认识的不断加深,激素类生长促进剂在畜牧业及食品加工等许多范围和领域也得到了广泛的应用。这是因为激素能促进畜禽的生长、繁育,缩短生长期。尤其一些人工饲养成熟期短的动物食品,商家为加速动物生长,使用大量激素,这些食物在导致人体多种重要营养素缺乏的同时,也严重地危害了人体的健康。因为它们一旦通过食物进入人体,就会明显影响机体的激素平衡,会对人体健康特别是对婴幼儿和青少年造成严重危害,如致癌、致畸,引起机体水、电解质、蛋白质、脂肪和糖的代谢紊乱等等。激素对于高血压、心脏病、糖尿病、甲亢、前列腺肥大等患者的危害更大,常导致此类人群出现心搏过快、心慌、手颤、头晕、头痛等神经中枢失控的现象。

5. 饮食偏嗜

饮食偏嗜包括饮食种类偏嗜、寒热偏嗜及五味偏嗜。

（1）饮食种类偏嗜:饮食种类要合理搭配膳食结构,才能获得充足的营养以满足机体需要。

（2）寒热偏嗜:食物有寒热温凉之别,因此饮食应注意合理调配,不要过极、过食寒热之品。多食生冷寒凉食物损伤脾胃阳气,偏嗜辛温燥热食物可使肠胃积热。食用的食物过于寒凉,损伤脾胃阳气的同时,可导致消化道内温度急骤下降,胃肠血管迅速痉挛、收缩,血流量减少,出现腹痛、腹泻等。另外还会导致消化腺分泌功能降低,从而导致消化功能紊乱。饮食过于温燥或温度过高,会使胃肠积热,消化系统和管道受损。当食物超过 50 ~ 60℃,会烫伤食道黏膜。反复烫伤易引起口腔、食管、胃内黏膜损伤,形成炎症,进一步发展成血肿。饮食的寒热调节,具体还需结合个人的体质、季节、气候及地理环境等因素,具体问题具体对待。

(3)五味偏嗜:中医学关于饮食有"五味贵和,不可偏胜"之说。因为任何偏嗜都会影响人体健康这一根本。如过食肥甘厚味易生痰湿,阻滞气机,致热闷郁烦。过食辛辣容易发生便秘,诱发口疮或痔疮等病;嗜食甘腻往往引起中满、泛酸等症。五味偏嗜,脏气偏颇,日久可致诸脏之虚,导致营养素失衡。健康饮食一方面应有合理的膳食结构,另一方面应谨和五味。合理的膳食结构应以谷类为主食,肉类为副食,蔬菜水果为辅,注意荤素搭配。谨和五味即根据人体需要,合理地摄取食物,达到营养全身的目的。如《素问·生气通天论》曰:"是故谨和五味,骨正筋柔,气血以流,腠理以密,如是则骨气以精,谨道如法,长有天命。"《素问·至真要大论》也有云:"五味入胃,各归所喜,故酸先入肝,苦先入心,甘先入脾,辛先入肺,咸先入肾,久而增气,物化之常也。"这些都表明饮食需均衡。

碳水化合物、脂肪、蛋白质、矿物质、水、维生素是人体必需的六大营养素,缺一不可。这些营养素来自生活中多种多样的食物。世界上没有一种食物能够提供机体所需的全部营养。所以只有吃得杂,吃得全,才能满足机体的需要。任何饮食偏嗜都会产生相应的不良后果,如儿童爱吃高脂肪高热量食物,如冰淇淋、汉堡包、巧克力、炸鸡、油炸膨化食品等等。这些食品造成儿童肥胖的同时,易使大便在直肠停留的时间过长,过多"毒素"在体内积存,使得胃肠病变、直肠癌的发病率上升。再如以高效迅捷为目的,经常食用"方便面"的成年人及被其浓重味道所深深诱惑的儿童共同组建的"方便面"一族,同样深受"方便"之害。首先,方便面富含油脂,油脂经过氧化后变成氧化脂质,它积存于血管或其他器官中,形成老化现象,加速人的老化速度,引起动脉硬化,易导致脑溢血、心脏病、肾脏病等疾病。其次,方便面含盐量明显偏高,经常吃方便面会因摄入食盐过多而易患高血压,且损害肾脏。再次,方便面的浓重味道来自磷酸盐添加剂。摄入太多的磷酸盐添加剂会使体内的钙无法被充分吸收、利用,容易引起骨折、牙齿脱落和骨骼变形。最后还有防氧化剂,添加的防氧化剂和其他化学药品因长期储存,受环境影响,已经在慢慢变质,食用后对人体造成潜在的危害。

克服饮食偏嗜,还需注意避免饮食误区。饮食误区包括:高盐、高脂、高蛋白、高糖;谷类食物少,肉蛋禽类多;蔬菜水果少,谷物少;精米白面多,五谷杂粮粗粮少;油盐糖类多,清淡味道少;煎炸炒多,煮炖少等。

(4)烟酒偏嗜:众所周知,饮酒吸烟有害健康。酒的危害最主要的是损害中枢神经系统。酒精能使神经系统从兴奋到高度抑制,严重地破坏神经系统的正常功能。短时间过量饮酒容易酒精中毒,轻者精神恍惚、步态蹒跚、言语错乱、呕吐昏睡,重者可因呼吸中枢麻痹而危及生命。饮酒的长期效应,一则引起慢性酒精中毒,一则损害肝脏。慢性酒精中毒可导致多发性神经炎、心肌病变、脑病变、造血功能障碍、胰腺炎、胃炎和溃疡病、高血压。长期大量饮酒，能危害生殖细胞，导致后代智力低下。大量酒精蓄积还会损害肝脏，导致酒精性肝硬化，甚至肝癌。同时酒精是肝癌等疾病的辅助致癌物，它还能增强其他致癌物的致癌作用。

吸烟于健康而言，无疑有百害而无一利。香烟进入人体后，口腔、呼吸道、消化道、身体各脏器都会受到烟草的危害。烟草的吸入不仅可引起慢性支气管炎、肺气肿、哮喘、慢阻肺等呼吸系统疾病，更大的危害则是引起肺癌，尤其是中心型肺癌。研究显示，每天吸烟 20 支，烟龄超过 20 年的人，患肺癌死亡的危险性增加了 20 倍。吸烟还与很多其他类型癌症发生有关。将每天吸 20 支烟以上的人与不吸烟的人比较，患口腔癌的危险性增加 3 ~ 10 倍；食管癌增加 2 ~ 9 倍；膀胱癌增加 7 ~ 10 倍；胰腺癌增加 2 ~ 5 倍；肾癌增加 1 ~ 5 倍；其他癌症增加 1 ~ 4 倍；冠心病发病率增高 2 ~ 3 倍；气管炎发病率增高 2 ~ 8 倍[19]。此外，吸烟还会损害女性生育能力，对男性生殖能力也会产生影响。对女性吸烟者而言，吸烟可导致妊娠终止。这是因为尼古丁能收缩脐带和子宫血管，导致胎儿营养缺乏。

五、劳逸失常/劳逸起居方面的不良生活方式和行为习惯

1. 劳逸与健康

必要而适当的劳动和规律的起居可以愉悦精神、强健筋骨、通畅气血；必要的休息则可以消除疲劳、恢复体力、安

神养气。因此良好的劳逸调节、科学的生活起居规律是十分必要的。《黄帝内经》首篇《素问·上古天真论》就指出："法于阴阳，和于术数，食饮有节，起居有常，不妄作劳，故能形与神俱，而尽终其天年，度百岁乃去。今时之人，以酒为浆，以妄为常，醉以入房，以欲竭其精，……起居无节，故半百而衰也。"

2. 劳逸失常与亚健康

清代名医张隐庵说："起居有常，养其神也，不妄劳作，养其精也。"表明人的动与静、劳与逸之间应保持相对的平衡。适度的劳动、运动和活动有助于气血流通；必要的休息可放松机体，消除疲劳，促进体力和脑力的恢复。劳逸失常轻则导致身体不适，出现亚健康，重则招致疾病。与亚健康关系较为密切的劳逸失常主要包括过劳、过逸及睡眠不合理三方面。

（1）过劳：过劳是一种长期的或反复的脑力和体力严重透支，甚至躯体或心理严重耗竭的状态。《素问·宣明五气篇》中指出："久视伤血，久卧伤气，久坐伤肉，久立伤骨，久行伤筋。"深刻阐述了各种类型的过于劳累的危害。当今社会竞争日趋激烈，加班熬夜等使人体精力、体力严重透支。赡养父母、抚养小孩、买房买车、失业风险等让人们生存的社会压力倍增，甚至出现过劳死。具体而言，过劳包括劳力过度、劳神过度、房劳过度三方面。超长时间的工作、频繁夜班、工作时间不规则、长时间睡眠不足等都属于劳力过度。劳力过度外伤形体，内伤脏腑，损害机体之气；此外，亚健康状态与心理失衡密切相关，据统计亚健康同时并发抑郁症者占 40% ~ 47%，焦虑症者占32%，躯体化障碍者占 15%，表明心理因素与亚健康发生有密切关联[20]。中医学把长期用脑过度，思虑成疾，称为劳神过度。劳神过度耗伤心血，损伤脾气，阻滞气机。出现心悸、健忘、失眠、多梦以及食少纳呆等症；日久则身体消瘦，影响健康及正常生活。房劳过度可耗损肾精，导致肾精不足、肾阴亏虚或肝肾不足。不仅如此，纵欲过度还可引起心动过速、血压升高、头晕目眩、心慌气短、心前区疼痛等症状，有冠心病、高血压者，可引起急性心力衰竭，高血压患者还可以导致脑出血。

（2）过逸：现代生活中，人们静态活动时间过多，常久坐而活动极少，运动及劳动强度明显下降，常常造成相对病态的"过度安逸"。主要体现为机体缺少必要的活动和运动。过度安逸一方面导致气血运行缓慢，脾胃呆滞。另一方面致使脏腑功能减退，正气低下，易患多种疾病。如当今上班族常久坐少动，户外运动时间减少，运动量较小，体重增加，身体过于肥胖。与此同时，身体素质下降，机体代谢功能紊乱，表现为血液循环减慢、心脏功能减退等不良身体状态。这些不良状态如得不到及时有效的纠正和调整，不仅会影响消化系统、呼吸系统、免疫系统，甚则可能导致糖尿病、动脉硬化、高血压、心肌梗死、冠心病等心脑血管病。此外，坐姿长久固定，容易导致颈椎、腰椎疾病，对于女性还容易患上慢性骨盆充血、痛经、内分泌失调等妇科疾病。世界卫生组织行为危险因素研究表明，久坐是增加患高血压等心血管疾病、Ⅱ型糖尿病、肥胖、结肠癌、胆囊癌、乳腺癌、脂肪代谢紊乱、骨质疏松症、抑郁和焦虑等疾病的风险性及增加几乎所有疾病死亡率的常见因素之一。造成人们"过度安逸"的因素很多，包括工作任务繁重、身心疲劳、没有精力运动，也包括没有兴趣锻炼或不懂锻炼方法、缺乏余暇时间、离锻炼场地远、不方便等等,这一切使越来越多的人身处亚健康状态,严重影响生活质量。

(3)睡眠不合理:人的一生中,约有1/3的时间是在睡眠中度过的。睡眠不仅是人体重要的生理需要,更是提高机体免疫力,增强抗病能力,维护健康的必要手段。但生活中对睡眠的认识始终存在误区,以至于不合理的睡眠已成为导致亚健康,甚至是疾病的重要因素。不合理的睡眠主要表现为睡眠不足、睡眠过长两方面。

1)睡眠不足:晚上10点到凌晨5点为有效睡眠时间。但随着社会的不断进步,社会竞争与日俱增,人们身心的压力越来越重,留给睡眠的时间也越来越少,越来越多的人睡眠严重不足。工作加班、沉溺网络、深夜里的电视节目等等都是影响睡眠、导致睡眠不足的因素。睡眠不足不仅导致身体上的不适,出现眼睛胀涩、嗜睡、腰背酸痛,还会增加多种重大疾病的患病风险,包括癌症、心脏病、糖尿病、肥胖症、神经衰弱等。

英国相关研究表明,如果长期睡眠不足,人们因各种疾病而死亡的概率将比正常人高出1.7倍;老年人睡眠时间不足7.5h,心脏病发作概率增加3倍。美国哈佛大学进行的护士健康研究发现,睡眠不足或不规律会令患结肠癌、乳腺癌、心脏病或糖尿病的风险增大。美国癌症研究协会的研究表明,睡眠少于7h的女性在癌症发病率方面高出睡眠充足的47%,长期睡眠不足可以导致肥胖、糖尿病、高血压、中风、心血管疾病和抑郁[21]。现代研究证明,剥夺睡眠有很严重的后果。情绪变化是最早出现的反应,如烦躁、欣快和抑郁交替快速出现、对环境缺乏兴趣等;睡眠被剥夺的人手脚有刺痛感,对疼痛更加敏感,还会发生眼睛烧灼感、眼睛刺痛、复视和幻觉等各种视觉障碍,被剥夺睡眠者的思维紊乱,表现为回答问题词不达意,无法表达完整的意思,对最近发生的事情健忘,最终可以导致精神失常。连续三昼夜不睡,会使情绪波动、记忆力减退、判断力下降、出现错觉、幻觉等。

睡眠不足还会影响激素的水平,导致功能紊乱。如深度睡眠不足,人体调节血糖水平的能力就会下降,患Ⅱ型糖尿病的风险大大增加。芝加哥大学医学中心的科学家选择了9名身体苗条的健康年轻人为试验对象,在他们夜间进入深度睡眠阶段时用噪声对他们进行干扰,但又不致吵醒他们。试验对象的深度睡眠会因此而转为浅睡,虽然总体睡眠时间未变,但是睡眠质量打折扣。褪黑素是人体内重要的诱导睡眠物质之一,同时还可抑制肿瘤细胞的生长,是一种抗癌物质。它的分泌有明显的昼夜节律,夜间为其分泌高峰,白天则分泌水平较低。研究表明,如果长时间暴露在夜间灯光下,会降低褪黑素的水平,增加患癌症的风险[22]。

2)睡眠过长:睡觉太少人会生病,对此人们都有所认同。事实上,睡眠时间过长同样不好,不利于健康。如美国的研究人员在对9万多名50~79岁的女性进行了长达7年半的调查后发现,每天睡眠超过9h的人患中风的危险比睡7h的人要增加70%。这是因为老年人的血液黏稠度较高,睡眠时间过长,可能导致血液黏稠度增加,由此增加了脑血管等疾病的发病率。此外,睡眠时间太长还可能诱发糖尿病、呼吸道、心脏和消化道疾病。如果睡眠过多,不仅消除不了疲劳,甚则还会影响健康和智力。

一般认为,每天的睡眠时间在 7 ~ 8h 的人,身体最为健康[23]。但具体睡眠时间以多少为宜,还应根据个体的主观感受等差异情况来确定,至少应以第二天不感到身体疲乏,精力相对充沛为基本目标。

六、药邪/药物的毒副作用

药物在人类抵抗疾病、护卫健康的历史长河中,发挥了无可替代的作用。在医疗科学技术飞速发展的今天,每时每刻都有新的药品不断问世。当人们患了某些疾病,常常会在种类繁多的药品面前不知如何选择。加之急于摆脱病痛的心理驱使,很容易走入药物滥用的误区之中。不仅仅是一些单一的个体,甚至在某些医疗单位,由于种种原因,同样普遍存在着滥用药物之弊,特别是抗生素类药物的滥用。与此同时,现有的医学、健康知识普及度与人们不断提升的健康意识及对健康的渴求度已然脱节,加上保健品商家的大力炒作,致使保健品滥用的现象也日趋严重。总之,滥用药物已成为危害健康,导致亚健康的重要因素之一。这一问题突出的表现为西药的滥用、中药的滥用以及保健品的滥用等。

1.西药滥用

(1)抗生素:西药中抗生素是治疗感染性疾病的常用药物,是人们较熟悉和使用频率较高的药品种类之一,由此也普遍存在着滥用的现象,带来许多危害。大量地服用抗生素,人为地造成机体功能失调,陷入治病又致病的泥潭。即使是普通的小感冒,也常选用高端的抗生素大处方。滥用抗生素可导致机体耐药性增强、药物过敏、菌群失调。我国是世界上滥用抗生素最严重的国家之一,此种现象对于各个年龄段的人群都会造成不同程度的损害，尤其对儿童危害更为严重。儿童的身体器官及生理功能发育尚不成熟，最容易成为抗生素的受害主体。抗生素滥用不仅不利于儿童自身免疫系统的发育，而且容易在肝脏代谢和经肾脏排泄的过程中形成较大的毒性。英国药物安全管理机构对 69 种感冒药进行评估，发现多种常用的非处方类儿童感冒药可能带来各种副作用甚至有致命的危险。2007 年美国疾病控制与预防中心公布，在 2004—2005 年至少有 1500 名 2 岁以下的儿童，服药后出现惊厥及心血管、呼吸、神经系统副作用。这是因为儿童本身免疫系统不太完善，耐药性与成人不同。美国食品和药品管理局建议 2 岁以下的儿童不要服用止咳和抗感冒药物，6 岁以下的儿童谨慎使用。1997 年卫生部门统计我国每年有 210 万人因服用西药引起药物反应住院，19.2 万人因此而死亡，相当于中国每年死于 10 余种传染病人数总和的 12 倍；每年由于药品不良反应而增加的医疗抢救经费达 45 亿元以上。1998 年，美国因药源性反应住院抢救者高达 216 万人，其中 10.6 万人抢救无效而死亡，经济损失 40 亿美元。研究发现，引起抗生素滥用的主要原因包括：生产厂家过多、抗生素品种及数量繁多、法律不严、民众缺乏应用抗菌素的相关知识、医师未能完全掌握合理使用抗生素的原则和方法、畜牧业中的大量使用等方面[24]。不仅抗生素，用于恶性肿瘤放、化疗的药物也存在着用药指征不明确，用药执行不够严格，甚至是滥用的现象。这些药物的滥用，破坏了人体微生态的平衡，导致机体组织对病菌的抵抗能力越来越差，使接受治疗者出现如容易疲劳、反复感冒、视力下降、头胀、头痛等诸多不适症状。此外,激素、麻醉类药品、精神类药品等都存在着不同程度的滥用。

(2)过度治疗:过度治疗是西药滥用的另一个集中体现。所谓"过度治疗"就是由于多种原因引起的超过疾病实际需要的诊断和治疗的医疗行为或医疗过程[25]。目前某些疾病的过度治疗,已人为地造成药邪、危害健康。如常年住院的老年患者,如果某一部位的血管穿刺在100次以上,血管内膜可能有血栓形成,使血管闭塞。输液总量大、时间长,输液过程中的微粒污染大大增加。微粒即药液中肉眼观察不到的小颗粒杂质。微粒进入人体后,不能被机体吸收,将伴随人一生,在医学上称为"微粒污染"。较大的微粒可以直接栓塞血管,还可引起静脉炎、血栓形成,甚至危及生命。在 1mL 加入青霉素的 5% 葡萄糖药液中有粒径 $2\sim16\mu m$ 的颗粒 542 个。人体最小的毛细血管的直径只有 $4\sim7\mu m$。经常输液,可导致药液中的微粒蓄积在身体毛细血管中,引起小血管血栓、梗塞、出血及肺内肉芽肿、纤维化等。

2. 中药滥用

中医把药物因素归为"药邪"。具体包括用药过量、炮制不当、配伍不当、用法不当或者患者不遵医师指导而乱服某些药物等,均可引起疾病发生或引发亚健康。中医学现存最早的药物学专著《神农本草经》中载药 365 种,把药物分为上、中、下三品,并明确指出:上品主养命以应天;中品主养性以应人;下品主治病以应地。从中药三品分类的法则可见,中医学在其形成之初就树立了少用药、精用药的指导思想。中药滥用主要体现在以下几个方面。

（1）用药过量:用药过量是指药物用量过大,或过于长期地使用。造成中药用药过量的原因很多。如传统上,人们常认为中药没有毒副作用,长期久服或大量服用,不会产生不良后果。此外,经济效益的影响和驱使也是大处方、名贵高端中药处方使用的原因之一。事实上,中药大部分是天然药物,有效成分比较复杂,如生物碱、鞣酸、挥发油等。因此如大量或长期服用,会有不同程度的不良作用。特别是一些有毒药物的用量过大,则易于中毒。如生川乌、生草乌、马钱子、细辛、巴豆等均含有毒成分,临床使用均有用量规定,必须严格遵守。即使没有明显毒副作用的中药,滥服或长期使用也可能导致肾炎和急性肾衰,如木通、厚朴、粉防己、细辛中含大量马兜铃酸而导致肾衰。云南白药是有名的中成药,成人剂量为一次 0.2～0.3g,如果一次内服超过 0.5g,就会头晕、呕吐、面色苍白、四肢厥冷,甚至肾功能衰竭[26]。长期服用牛黄解毒片,因其含有雄黄(砷),可以引起慢性中毒,损伤神经、血管、肝脾肾。

（2）炮制不当:某些含有毒性成分的药物经过适当的炮制加工可减轻毒性。如乌头火炮或蜜制、半夏姜制、马钱子去毛去油等。如果对此类药物炮制加工不规范,则易致中毒。但现今市面所供中药药材与传统中药材相比,缺少严格规范的炮制和加工处理。

（3）配伍不当:部分药物配伍使用时会使毒性增强。如中药的"十八反""十九畏"中的藜芦与人参等。因此配伍不当也可引起中毒。

（4）用法不当:某些药物在使用上有着特殊要求和禁忌。如有的药物应先煎以降低毒性,妇女妊娠期的用药禁忌等。若使用不当或违反有关禁忌,也可致中毒或变生他疾。中药滥用后果严重,《黄帝内经》对此早有认识,并著有《疏五过论》《征四失论》等专篇进行剖析,对此后世医家也十分注重。

(5)中药西用:近年一些临床常用中药如黄芪、双黄连、清开灵、脉络宁注射液等多种产品也相继出现不良反应。其中一部分重要原因是包括中成药注射液在内的中药并没有遵守中医辨证论治的原则进行使用,而是被用来对症的西药化地进行使用了,从而出现很多不良反应。

3. 保健品滥用

健康长寿一直都是全人类共同的梦想。然而在追求健康长寿的路上,由于人们医学知识的缺失或认识不够深入,而产生了很多盲点。如只要补就会对身体有益、健康有赖于保健品的服用等等。再加上现今医疗保健市场尚不规范,造成了人们过度相信或过度服用保健品。事实上,即使人们熟悉应用的维生素,超量摄入都会产生中毒或其他不良反应,更不要说保健品。如维生素 A 族,可促进生长,保护上皮组织,对防治皮肤干燥、眼干、夜盲症有一定的作用。但如果摄入超量,则可导致中毒。急性中毒会出现头晕、嗜睡、头痛、呕吐、腹泻等症状;慢性中毒会出现关节疼痛、腹胀,皮肤瘙痒、疲劳、无力、妇女月经过多等。B 族维生素有 20 多种是人体中所需的重要维生素。它对增进食欲、保护神经系统的功能,促进消化吸收、乳汁分泌等都有十分重要的作用。但超量服用维生素则会对身体造成损害,如超量服用维生素 B_6 在 200mg 以上,将会产生药物依赖,严重者还可能出现步态不稳、手足麻木等。

在健康意识快速提升,而医学保健知识不能与之同步的今天,过于迷信保健品的现象普遍存在,尤其见于中老年群体。包括中药保健品在内的保健品应用一定要结合不同个体的体质特点,辨证使用,否则可能造成严重的后果。如有人嫌进补的效果慢,加大补药用量,短期内使用大量人参将突然加重肝脏负荷,使之受损,引起急性中毒性肝炎、药物性肝炎,出现腹胀、皮肤发黄、尿液呈浓茶样等中毒症状。

七、先天/体质/衰老等的影响

1. 先天因素与亚健康

先天禀赋强弱是人体健康与否的重要决定因素。亚健康是人体内阴阳气血失调的一种状态,但尚未有明显的临床症状,或已有某些症状但不典型,尚未达到临床诊断的标准。在其形成过程中,先天禀赋同样起着主导性的作用。一则它决定着机体是否容易出现亚健康。如五脏坚固,形健神旺,体质壮实,气血充足,全身功能协调统一,抗邪有力,则健康长寿。反之,素禀不足,脏腑虚弱,不耐侵扰,身体羸弱,不仅常感身心不适,甚则变生疾病。《灵枢·寿夭刚柔》谓:"人之生也,有弱有强,有短有长,有阴有阳","勇者气行则已,怯者则著而为病也。"另一方面先天因素还决定了亚健康出现后的转归和变化,即能否快速消除和缓解。如张子和《儒门事亲》中载:"人之所禀,有强有弱。强而病,病而愈,愈而后必能复其旧矣;弱而病,病而愈,愈而后不必复其旧矣。"现代医疗的临床实践也证实,先天禀赋强者,即使出现亚健康,也较容易调理恢复。而禀赋不足,体质虚弱者,则需要较长的调理和恢复时间。调治不及时,则发为疾病。先天禀赋多取决于父母。

2. 体质与亚健康

人类个体在生命过程中,由遗传性因素和获得性因素所决定的表现在形态结构、生理功能和心理活动方面综合的相对稳定的特性称为体质。可通俗地将其理解为身体的质量,它是个体在生长发育过程中形成的在形体结构、生理机能、心理素质等多方面特质的集合,是先天遗传因素和后天因素综合作用的产物。脏腑、经络的结构变化、功能盛衰以及气血津液的盈亏状态是决定人体体质的重要因素。因此,体质在很大程度上反映了机体阴阳气血盛衰的禀赋特点。不同个体间体质的生理性差异主要通过外在形态、生理功能、心理素质表现出来。外在形态包括体形、体格等;生理功能指的是身体的功能状态和水平,如心功能、肺功能等;此外还包括心理素质和对外界环境的适应能力等。心理素质决定了心理健康的水平;对外界环境的适应能力则在一定程度上决定了身体健康的水平以及对社会大环境的适应力。在病理上,体质间的差异表现为对某些病因和疾病的易感性及产生病变的类型与传变转归中的某种倾向性[20]。

亚健康与体质之间密切相关。首先,体质类型和状态决定是否出现亚健康以及具体表现在外的临床症状。如健康的平和体质者,精力充沛,不会出现身体的不适。而素体脾虚者,则疲倦、乏力症状明显,甚则便溏泄泻、食纳不佳;而素体气郁体质者,则情绪低落、气郁气滞症状明显。可以说疾病的发展过程首先是从生理体质向病理体质的过渡。亚健康是处于生理体质与病理体质间的临界状态。其次,体质因素决定着亚健康状态的进展和变化,由此影响着亚健康的转归和预后。因而调理体质是对亚健康整体干预的关键所在。从现代医学角度来看,亚健康往往出现的是多器官系统的功能异常或紊乱,而非某一局部改变。中医体质学正是从综合的、系统的、整体性的角度,来对人类体质进行认识和研究的,既考虑到生理功能,又关注心理活动,综合地认识和评价个体体质,尊重个体间的差异,对预防和干预亚健康状态意义重大[27]。因此,干预亚健康应遵从中医学的整体观,结合中医体质理论,从多维度进行整体干预。目前来看,调理体质纠正偏颇体质状态,是干预亚健康较为理想和可行的方法。

3. 自然衰老与亚健康

衰老是自然规律,伴随着器官脏腑功能的衰减、年龄的增长,人们机体劳损、免疫力下降、内分泌紊乱、神经调节失调以及自然衰老过程带来人体亚健康状态。表现出体力不足、精力不支、社会适应能力降低等。中医学把生命的过程概括为生长壮老已,决定这一过程的是肾中精气。肾中精气充盛与否直接决定人的生长、发育、生殖和衰老等方面。一般来说,肾中精气随着年龄渐盛而衰。因此亚健康状态高危人群以中老年人肾虚者所占居多。对此《素问·上古天真论》阐释:"女子七岁,肾气盛,齿更发长,……五七阳明脉衰,面始焦,发始堕;六七三阳脉衰于上,面皆焦,发始白;七七任脉虚,太冲脉衰少,天癸竭,地道不通,故形坏而无子也。丈夫八岁肾气实,发长齿更……五八肾气衰,发堕齿槁;六八阳气衰竭于上,面焦,发鬓斑白;七八肝气衰,筋不能动,天癸竭,精少,肾脏衰,形体皆极;八八则齿发去。""女子……五七,阳明脉衰,面始焦,发始堕……丈夫……五八,肾气衰,发堕齿稿……"从以上论述可以看出,特定阶段时期的身体状况和特点,无论男女,35 岁之前处于健康期,抵抗力最好。35~45 岁身体开始衰老,易出现亚健康状态。而 45~65 岁则是疾病的暴发期。女性步入围绝经期,生理系统紊乱,精神和情绪易躁乱;男性虽无明显的周期性变化,但也会产生性功能减退、精神烦躁、精力下降等。此外,慢性病恢复期、手术后康复期、人体生物周期中低潮时期,也是亚健康容易出现的阶段。即使健康人,在某一特定时期也可能处于亚健康状态。因为人的体力、精力、情绪都有一定的生物节律,有高潮也有低潮。脑力和体力都有很大的差别。在低潮时期,就会表现出亚健康状态。

总体来看,中医学在整体观念的基础上系统地认识亚健康症状,由此也就不会因症状杂乱而找不到问题的症结点;依靠"望闻问切""司外揣内"等综合的手段和方法,结合实验室检查,但不单纯依赖检查,由此突破现代医学对亚健康状态的病理诊断局限;重视人体形态结构、生理功能、心理功能等多方面的失调。从整体观着手来认识非特异性病因,综合调理机体的失衡状态,从而更加利于亚健康的诊治。

参考文献

[1]中华人民共和国城市区域环境噪声标准[J].城市规划通讯,1996(22):7.

[2]卞云龙,王丽.环境噪声污染对人体健康的影响[J].云南环境科学,1999,18(4):48-49.

[3]马少妆,梁玉玲,姚婷.浅谈城市噪音污染对健康的危害与治理[J].广东科技,2012(5):57-58.

[4]吴铭权.室内噪声的危害与控制[J].环境与健康,2006,23(2):189-190.

[5]贾丕亮.空气污染对人体健康的危害[J].山西临床医药,2001,10(8):639-640.

[6]李时珍.本草纲目·水部第5卷·目录[M].北京:中国中医药出版社,1998:160.

[7]张宝军.水污染控制技术[M].北京:中国环境科学出版社,2007:3-5.

[8]张剑波,冯金敏.离子吸附技术在废水处理中的应用和发展[J].环境污染治理技术与设备,2000,1(1):46-51.

[9]刘英华.电磁辐射对人体健康的影响分析[A].中国环境科学学会.2013中国环境科学学会学术年会论文集[C].河北:6217-6220.

[10]张月芳,郝万军.电磁辐射污染及其防护技术[M].北京:冶金工业出版社出版,2010:42.

[11]毛袁媛.情志因素致亚健康理论探讨[J].辽宁中医药大学学报,2011,13(5):113-114.

[12]田丹,王昌辉,黄毅.情志因素与亚健康状态相关性的研究[J].长春医学,2009,7(2):7-8.

[13]肖辉.心理因素对子宫肌瘤疾病发生的影响干预[C].全国中医、中西医结合护理学术交流会议、全国社区护理学术交流会议,470-472.

[14]肖芸.让心理治疗走进家庭[N].大众卫生报,2007-10-16(11).

[15]汪新建,吕小康.躯体与心理疾病:躯体化问题的跨文化视角[J].南京师大学报(社会科学版),2010

(6):95-100.

[16]赵国秋.心理压力与应对策略[M].杭州:浙江大学出版社,2006:13.

[17]薛玉花.儿童单纯性肥胖影响因素调查分析及预防方法[J].世界最新医学信息文摘,2015,15(23):21-22.

[18]袁曙光.亚健康的中医调治[M].石家庄:河北科学技术出版社,2005:18.

[19]陈芝村.吸烟与健康[M].北京:人民军医出版社,1988:50-54.

[20]夏本立,曹东萍,于正军.亚健康防治指南[M].北京:人民军医出版社,2006:12.

[21]孟鸿莺.学会睡眠,健康一生[M].石家庄:河北科学技术出版社,2008:79-81.

[22]黄文华,唐俊峰.论褪黑素对睡眠的生理作用[J].现代中医药,2002(5):12-13.

[23]高敏.做睡眠的主人[M].北京:航空工业出版社,2010:28.

[24]姚雄,范晶晶,姚晚侠,等.抗生素滥用原因及危害的质性研究[J].中国健康教育,2010,26(12):897-899.

[25]杜治政.过度医疗、适度医疗与诊疗最优化[J].医学与哲学,2005,26(7):1.

[26]王彦.略谈中药滥用的危害性[J].新疆中医药,2009,27(6):45-46.

[27]孟宗宪,何裕民.浅析调理体质与亚健康的干预[J].辽宁中医杂志,2009,36(2):199-201.

第三章　中医治未病

第一节　中医"治未病"思想的渊源和发展

一、什么是"未病"

"未病"一词首见于《黄帝内经》一书中，共记载有三处，都是以"治未病"的形式出现。其一见于《素问·四气调神大论篇》："是故圣人不治已病治未病，不治已乱治未乱，此之谓也。夫病已成而后药之，乱已成而后治之，譬犹渴而穿井，斗而铸锥，不亦晚乎。"在这段话中可以清楚地知道古人对疾病的防治态度是治疗"未病"优于治疗"已病"，万不可等待疾病已经形成，甚至已经成为严重的疾病再去治疗，就像国家已经混乱再去治理一样都是为时已晚的境况。古时之人能够高瞻远瞩地提出这样认识疾病防治疾病的原则，实在是难能可贵。这种防患于未然的意识贯穿在中医学中，是中医学预防思想的发端。

其二见于《灵枢·逆顺篇》："上工，刺其未生者也。其次，刺其未盛者也。其次，刺其已衰者也。……上工治未病，不治已病。"在这段文字描述中，记录了医疗过程中针刺的不同时机。对于疾病还未形成之时，医技水平一流的医生可通过针刺机体加以疏导调理养生，而次一等的医生则会在疾病还没有严重发展之前积极针刺治疗，以控制疾病的发展；再次之的医生则在疾病已经发展到一定时候，病势衰退的状况下顺势施以针刺。这里再次提出"治未病"一词，并强调这是一名良好的医生所具备的医学素养和应该达到的认知水平，即始终认识到对疾病未产生之前和未发展加重之前治疗时机的准确把握。

其三见于《素问·刺热篇》："肝热病者，左颊先赤；心热病者，颜先赤；脾热病者，鼻先赤；肺热病者，右颊先赤；肾热病者，颐先赤。病虽未发，见赤色者刺之，名曰治未病。"这段话描述的是在临床诊断中患者"病虽未发"但是已受邪，医生要善于发现疾病发作之前的微小征兆和变化，通过捕捉这些病理信息而"见赤色者刺之"，尽早施以干预措施，将疾病控制在发生之前。明代著名医家张介宾解释此段文字体现了"防患于未然"观点，"未病"即为"未然"状态，这与上段《灵枢·逆顺篇》中"未生"均属于同一阶段。

从以上文字可以看出，在疾病明确诊断之前的阶段都属于"未病"范畴。《内经》将疾病发展过程分为三个阶段：①"未生"或者"未病"者，乃病邪已侵而病象未现，此时当早期治疗，以防止病邪积聚、病象显现；②"未盛"者，乃病邪已侵、病象已现而未至亢盛，是疾病已经发生但是还没有加重；③"已衰"者，为病邪已衰、病象已减，属于疾病发展的后期阶段。"未盛""已衰"阶段均为病已发作，提示治疗当选择恰当的时机进行，以防攻邪不去又伤正气。但和把握"未生"或者"未病"时机治疗相比较，防治疾病的发生已属"其次"。

《内经》所论"未病"有三层含义：其一为未患病的健

康状态;其二为邪伏而未发病的状态;其三为疾病进程中邪气将要累及的状态。唐代医家孙思邈在其《备急千金要方·诊候第四》中云:"上医医未病之病,中医医欲病之病,下医医已病之病。"即遵《内经》之义,更明确地将人的生理病理状态分为"未病""欲病"和"已病"3 种。加上后世医家补充的在疾病康复阶段的积极防治理念,因此可以说,"未病"有广义和狭义两种含义,狭义的含义单纯指的是健康状态,广义的含义包括疾病前的欲病状态、疾病已经发生而加重前的"已病"状态和疾病康复阶段状态。与此相应,中医学也把医学的功能分为三个层次:养生保健学、预防医学、疾病治疗学和养生康复学,将医生的技能水平也相应地分为"上医""中医"和"下医"三类。

二、什么是治未病

《韩非子·喻老》中记载了扁鹊见蔡桓公的故事:"扁鹊见蔡桓公,立有间。扁鹊曰:'君有疾在腠理,不治将恐深。'桓侯曰:'寡人无疾。'扁鹊出,桓侯曰:'医之好治不病以为功!'居十日,扁鹊复见,曰:'君之病在肌肤,不治将益深。'桓侯不应。扁鹊出,桓侯又不悦。居十日,扁鹊复见,曰:'君之病在肠胃,不治将益深。'桓侯又不应。扁鹊出,桓侯又不悦。居十日,扁鹊望桓侯而还走。桓侯故使人问之,扁鹊曰:'疾在腠理,汤熨之所及也;在肌肤,针石之所及也;在肠胃,火齐之所及也;在骨髓,司命之所属,无奈何也。今在骨髓,臣是以无请矣。'居五日,桓侯体痛,使人索扁鹊,已逃秦矣。桓侯遂死。"

这个故事给我们描述了神医扁鹊四见蔡桓公,诊断出了蔡桓公的病情由浅入深,由疾转病的发展过程。在古代，"疾"与"病"含义不同。"疾"是指不易觉察的小病，如果不采取有效的措施，就会发展到可见的程度，便称为"病"。这种患疾的状态，类似于现代科学所讲的"亚健康状态"，中医学中称"未病"。蔡桓公自以为"无疾"，其实他已经处在"亚健康状态"而不自知，从"疾在腠理"到"病在肌肤"，再到"病在肠胃"，终致"病在骨髓"，重病而无可救药。神医扁鹊凭借高超的医术，能看到还未发生的疾病并作出准确的判断，等到"桓侯体痛"想起扁鹊的预言，早就为时已晚了。治小疾防大病，防微杜渐，防患于未然，就是中医治未病的实际应用。

"治未病"是指采取适当的预防或治疗手段，防治疾病的发生、发展及传变，是中医学最基本的治则，也是中医学预防为主、防重于治的养生保健思想的集中体现，在疾病的预防和诊治上具有重要意义。

"治"字在《黄帝内经》中主要有四层含义，一是指治病、医疗，如《素问·阴阳应象大论》曰："治病必求于本"，"善治者，治皮毛。"二是与乱相对。引申为安定、正常，集中、专一。《素问·宝命全形论》曰："凡刺之真，必先治神。"《素问·脉要精微论》曰："长则气治。"三是调理，调养。《素问·宝命全形论》曰："一曰治神，二曰知养身，三曰知毒药为真。"《素问·阴阳应象大论》曰："从欲快志于虚无之守，故寿命无穷，与天地终，此圣人之治身也。"四是管理、调节。《素问·太阴阳明论》曰："脾者，土也，治中央。"《素问·刺禁论》曰："肾治于里。"

《黄帝内经》有关"治"的认识可以概括成通过调养、治疗等方法和手段的应用使机体恢复安定、专一、正常的生理状态并进行正常的管理功能。《内经》所述之"治"

的对象,既指调治疾病的"先兆""萌芽""欲病""微病",也指防止已病脏腑向未病脏腑的传变。

与"未病"的三层含义相对应,《内经》"治未病"也包括三层含义:一为未病先防,二为将病防发,三为既病防变。未病先防,即未病者通过养生之术预防疾病的发生;"将病防发",即通过治疗邪伏未发之"欲病"状态,防止疾病的形成;既病防变,即对已发之病及早治疗,防止疾病进一步加重,波及其他脏腑。

《灵枢·逆顺》云:"上工治未病,不治已病。"上工即"见色知病,按脉知病,问病知处",能"参合而行之"的为高明医生。晋代皇甫谧《针灸甲乙经》记载了医圣张仲景的一个病案:"仲景见侍中王仲宣,时年二十余,谓曰:君有病,四十当眉落,眉落半年而死。令服五石汤可免。仲宣嫌其言忤,受汤勿服。居三日,见仲宣,谓曰:服汤否?曰:已服。仲景曰:色候固非服汤之诊,君何轻命也!仲宣犹不言。后二十年果眉落,后一百八十七日而死,终如其言。"仲景通过望诊即可判断出患者二十年后患病所见症状,并能预测死期。虽然仲景即时开出方药以预防疾病的发生,但可惜患者并没有听从劝告服用五石汤,二十年后果然"眉落半年而死"。医圣张仲景能够提前二十年对疾病进行诊断和治疗,可见他对疾病发展规律的深刻认识及其高超的医术,医圣仲景乃是真正的能治未病的"上工"。"治未病"对医生的治疗经验和水平提出了要求,要想成为一名高明的医生,要善于预防疾病,未雨绸缪。

三、中医治未病思想渊源和发展

1.中医治未病思想的渊源

（1）《周易》：早在上古时期，我国劳动人民在与大自然的生存斗争中，逐渐形成了"有备无患"的思想意识。《周易》云："水在火上，既济。君子以思患而预防之。"反映了防患于未然的预防思想。这是中医"治未病"理论的萌芽。

（2）《道德经》：《道德经》上曰："夫惟病病，是以不病，圣人不病，以其病病，是以不病。"这句话可以理解为只有注意预防疾病，才不会生病，圣人之所以不生病，是因为注重未病先防。老子论说乃是一种居安思危，防患于未然的思想，"乃是中医'上工治未病'预防思想的渊源所在"。"知不知，尚矣。不知知，病矣。是以圣人之不病，以其病病，是以不病"，指出圣人正因为经常担忧病患，故能调摄身体，预防疾患；掌握养生之道，持之以恒，便可保身体不病，此乃老子的养生却病之道。

（3）《淮南子》：《淮南子》深受道家思想影响，提出要于疾病治疗范畴中建立"治无病之病"的认识。如在《淮南子·说山训》中指出"良医者，常治无病之病，故无病。圣人者，常治无患之患，故无患也"。再如《淮南子·人间训》所云："千里之堤以蝼蚁之穴溃，百尺之室以突隙之……是故人皆轻小害，易微事，以多悔。患至而后忧之，是犹病者已倦而索良医，虽有扁鹊、俞跗之巧，犹不能生也"，告诉世人要提防蝼蚁之穴而毁千里之堤，不要忽视小的危险，否则会造成大的麻烦。并且以医学现象为例，告知人们不可等疾病已经形成而去寻求良医，如果是那样，即使扁鹊在世,也不一定能获救。

(4)《论语》:孔子的养生思想把道德修养放在养生第一位。《论语·雍也》有云:"智者乐水,仁者乐山,智者动,仁者静,智者乐,仁者寿。"所谓"仁者",通过修身养性,提高自身道德修养,从而心理安定、心情愉悦、意志不乱、气机调和,寿命自可延长。

在饮食养生方面,除了"食不厌精,脍不厌细""食不语,寝不言"外,孔子还提出"八不食"的膳食禁忌:"食饐而餲,鱼馁而肉败,不食。色恶不食,臭恶不食。失饪不食,不时不食。割不正,不食。不得其酱,不食。"

《论语·季氏》中还有养生"三戒"之说:"君子有三戒,少之时,血气未定,戒之在色;及其壮也,血气方刚,戒之在斗;及其老也,血气既衰,戒之在得。"申明人在不同的年龄阶段血气的盛衰程度不同,过度的劳损会造成血气亏竭,以至于减少寿命。因此要根据血气"未定""方刚""既衰"的特点,采取相应的保养措施,戒除一些不正当的心理及行为,达到养生的目的。

2. 中医治未病思想的发展

《黄帝内经》吸收《周易》、儒家、道家的养生和预防思想,从医学的角度明确提出"治未病"的概念,构建了"治未病"的理论体系,将预防为主、防重于治的养生精髓贯穿始终,为中医防治学奠定了坚实的理论基础。历代医家非常重视"治未病"思想,对于"治未病"的思想和内容进行了继承和发扬,从不同角度研究和阐发中医治未病思想,将治未病的内涵及应用范围进一步扩大。

(1)《难经》:肝病实脾、既病防变。《难经·七十七难》:"经言上工治未病,中工治已病者,何谓也?然:所谓治未病者，见肝之病，则知肝当传之于脾，故先实其脾气，无令得受肝之邪，故曰治未病焉。中工者，见肝之病，不晓相传，但 心治肝，故口治已病也。"以肝病传脾为例，根据五脏相乘传变的规律出发，突出了既病防变，有病早治，掌握疾病传变规律，截断其传变途径，使疾病得以及时治疗的治疗学思想，将《黄帝内经》所论治未病之既病防变原则具体化。

（2）张仲景：重视养生保健、早防早治、防止复发。医圣张仲景秉《黄帝内经》《难经》之旨，在养生防病及临床医学实践中贯彻"治未病"思想。张仲景在《金匮要略·脏腑经络先后病脉证第一》中提出内养正气，外慎邪风的防病观，外避"客气邪风"，注意"不令邪风干忤经络"，内养五脏，使"元真通畅"，说明增强体质，提高正气抗邪能力是未病先防的关键，也是对《内经》"正气存内，邪不可干"思想的发挥。张仲景特别重视饮食的致病防病作用，指出"凡饮食滋味，以养于生，食之有妨，反能为害"，"所食之味，有与病相宜，有与身为苦，若得宜则益体，害则成疾"。同时提出了具体的饮食防病措施："春不食肝，夏不食心，秋不食肺，冬不食肾，四季不食脾。"张仲景的养生思想还体现在精神内守，避免"金刃、虫兽"的伤害，劳逸有度，食饮有节，"房室勿令竭乏，服食节其冷热苦酸辛甘""不遗形体有衰，病则无由入其腠理"，提倡适量运动等诸多方面。

在疾病发生之后强调疾病的早期诊断和治疗，《金匮要略·脏腑经络先后病脉证第一》云："适中经络，未流传脏腑，即医治之。四肢才觉重滞，即导引、吐纳、针灸、膏摩，勿令九窍闭塞。"早防早治还体现在仲景治病时及早抓住先机的截汗、截疟等截断疗法的应用上。张仲景十分重视预防疾病的传变,指出在治疗疾病时要注意先治或先安未病的脏腑,截断疾病的传变途径,促使疾病向愈。"见肝之病,知肝传脾,当先实脾",这是运用五行乘侮规律得出的治病防变的措施,是"治未病"思想既病防变的具体体现,同时补充说明了用药规律,"夫肝之病,补用酸,助用焦苦,益用甘味之药调之"。并在《伤寒论》中指出"病患脉已解,脾胃气尚弱",若起居作劳,或饮食不节,就会发生劳复、食复之变,并且针对不同的病因、症状、体征提出了防治原则与方药。

仲景提出"四季脾旺不受邪",肯定了脾胃在预防疾病中的重要作用,提醒人们平时应注意节饮食,慎起居,劳逸适度,注意保护脾胃,减少疾病发生。《伤寒论》中处处注重对脾胃之气的调养,并将调养立于病复之先。他还总结了五邪(风、寒、湿、雾、饮食)中人的规律及相应防治法度,并较早地应用时间医学来防治疾病。

(3)华佗:创"五禽戏",动形以养生。与张仲景同时代的名医华佗十分重视形体的活动,提出动形养生的理论:"人体欲得劳动,但不当使极耳。动摇则谷气得消,血脉流通,病不得生,譬犹户枢不朽是也。"(《三国志·华佗传》)他的弟子吴普勤练华佗创制的健身导引术——五禽戏,到九十多岁高龄还"耳目聪明、齿牙完坚"。他还非常重视"从天地阴阳""调神气""慎酒色""节起居""省思虑""荣滋味"等养生防病的重要方法。

(4)孙思邈:重视养性食疗、防治欲病。唐代医家孙思邈提出了"上医医未病之病,中医医欲病之病,下医医已病之病",将疾病分为"未病""欲病""已病"三个层次,并反复告诫人们要"消未起之患,治未病之疾,医之于无事之前"。他论述治未病主要从养生防病和欲病早治着眼。孙思邈的"养生之道"把养性放在第一位,认为"喜养性者,治未病之病",具体方法是做到十二少与除掉十二多。十二少即"少思、少念、少欲、少事、少语、少笑、少愁、少乐、少喜、少怒、少好、少恶"。十二多即"多思则神殆,多念则志散,多欲则志昏,多事则形劳,多语则气乏,多笑则脏伤,多愁则心慑,多乐则意溢,多喜则忘错昏乱,多怒则百脉不定,多好则专迷不理,多恶则憔悴无欢"。《千金翼方》强调养性的大要为:一曰啬神,二曰爱气,三曰养形,四曰导引,五曰言论,六曰饮食,七曰房室,八曰反俗,九曰医药,十曰禁忌。他十分重视食疗食养,指出"夫为医者,当须先洞晓病源,知其所犯,以食治之,食疗不愈,然后命药"。此外,他还提出了用针刺预防中风的具体方法:"惟风宜防尔,针耳前动脉及风府神良。"

(5)李东垣:保养胃气、养生防病。金元四大家的李东垣在《脾胃论》中指出:"脾胃之气既伤,而元气不能充,而诸病所由生也。"认为调养脾胃乃治未病的根本。朱丹溪同样重视饮食养生在治未病中的重要作用,《格致余论》云:君子爱人以德,小人爱人也以姑息。惟饮与食将以养生,不以致病。又有"病邪虽实胃气伤者勿使攻击论"专篇论述重视保养胃气以防疾病深入。

(6)朱丹溪:养阴摄生、重视预防。朱丹溪的"阳有余阴不足论"把养阴作为贯穿人生的主要摄生原则。并著文指出"与其救疗于有疾之后,不若摄养于无疾之先。盖疾成而后药者,徒劳而已。是故已病而不治,所以为医家之法,未病而先治,所以明摄生之理。夫如是,则思患而预防之者,何患之有哉?"提出了预防与养生的重要性。他还最先观察到"眩晕者,中风之渐也"的规律,对后世中风病的治未病实践影响颇大。

(7)张景岳的"独处藏奸"说:明代的张景岳结合自己的临床实践提出了"独处藏奸"之说,意即在人体某些特殊的部位,可能隐藏着表现疾病本质而对疾病诊断和鉴别诊断有重要价值却又异乎寻常的症状和体征,对疾病早期诊治和既病防变有很强的临床指导意义。并强调体质强弱在治未病中的关键作用,"故在圣人则常用意于未病未乱之先,所以灾祸不侵,身命可保""盖脏,惟虚者能受之,而实者不受;脏邪惟实者能传,而虚者不传"。

(8)中风病的先兆与防治:薛立斋、张三锡将未病理论用于中风病预防。薛立斋指出了中风病防治要做到"养气血,节饮食,戒七情,远帷幕"。张三锡在《医学准绳》中归纳了中风的病变特点,还列举了中风的先兆症状并指出预防的方法:"中风症,必有先兆,中年人但觉大拇指时作麻木,或不仁,或手足少力,或肌肉微掣,三年内必有暴病,急屏除一切膏粱厚味、鹅肉面酒、肥甘生痰动火之物……更远色戒性,清虚静摄,乃得有备无患之妙,肥人更加意慎口绝欲方是。"

明代龚廷贤针对中风病的欲病阶段,提出了具体的预防方法,认为:"凡人初觉大指、次指麻木不仁,或手足少力,肌肉微掣,三年内有中风之疾,宜先服愈风汤、天麻丸各一料,此治未病之先也。又云:于未病之先,服竹沥积术丸,可祛去之。若与搜风顺气丸间服,何中风之有?"其所设"愈风汤"一方,针对"初觉风动,服此不致倒仆,此乃治未病之圣药也"。

清代名医王清任所著的《医林改错》中详细列举了34种中风先兆症状。

（9）艾灸及穴位贴敷防病法：明代的杨继洲《针灸大成》中有艾灸预防中风的详细记载，如"但未中风时，一两月前，或三四月前，不时足胫发酸发重，良久方解，此将中风之候也，便宜急灸三里、绝骨四处，各三壮"。清代张璐所著《张氏医通》记载了用穴位贴敷预防疾病的方法：夏月三伏用药贴敷肺俞、膏肓、百劳等穴，可预防哮喘冬季发病。

（10）滋肾存阴，先安未受邪之地：清代温病学家叶天士强调以防为主，防止疾病的深入，积极采取各种手段来阻止病情的发展，使病情免入危境，转重为轻。他根据温病的发展规律和温邪易伤津耗液的特点，在《温热论》中提出对于肾水素虚的患者应防病邪乘虚深入下焦，损及肾阴，在治疗上主张在甘寒养胃同时加入咸寒滋肾之品，以"先安未受邪之地"，是既病防变法则的典范。其后的吴鞠通在《温病条辨》中亦多次提出保津液、防伤阴，与叶天士"先安未受邪之地"思想一致。其阐述三焦论治法则及传变规律，认为温病始上焦，终下焦，病温之人，精血虚甚，则无阴以胜温热，故治未病当"存阴护正"，温病在上焦者当预护其虚，在中焦者当养胃阴，在下焦者当养肝肾之阴。

"治未病"理论萌芽于《易经》，奠定于《内经》，历经两千多年的丰富和发展，综合历代医家所述，"治未病"思想的主要内容包括未病先防、欲病早治、既病防变和瘥后防复四个方面。"治未病"理论是指导中医防治疾病的最高境界。

四、中医治未病的现代研究及应用

1. 中医治未病的文献研究

目前,"治未病"的研究开展越来越深入和广泛。在中国知网期刊全文数据库和学位论文数据库中输入"治未病"作为关键词,时间限定为 1990 年到 2016 年进行查找搜索,共搜索出相关文献约 2506 篇。关于"治未病"的文献研究内容主要涉及以下方面:一是"治未病"源流及内涵认识;二是"治未病"思想对于养生保健、预防疾病的指导;三是"治未病"思想干预调治亚健康状态;四是"治未病"思想和社会保障体系关系研究;五是"治未病"治法思想和临床运用探索。

陈家旭[1]检索大量古今文献,对"治未病"理论进行系统梳理,将"未病"内涵总结为以下五个方面:①"未生"即无病,未生疾病也,亦即健康状态。②"未发",相当于亚健康状态。③"未盛",即疾病病势未盛之时。④"未传",为已病而未传,相当于疾病状态。⑤"未复",为愈而未复,相当于病后康复,病后邪去正未复,人体气血尚亏。与未病的内涵相应,治未病也包括五个方面:针对于健康人群如何来进行"治其未生",针对亚健康人群如何进行"治其未发",针对疾病人群如何进行"治其未盛"和"治其未传",针对疾病恢复期人群如何进行"治其未复"。

柴可夫等[2]分析了亚健康状态发生的主要原因就是精神压力以及不良生活方式引起的脏腑功能紊乱。指出"治未病"对防治亚健康状态的指导意义,主要体现在:强调调养精神,内保真气,即社会心理干预,调整心态,适应社会;强调行为干预,即提倡通过科学的饮食结构、戒烟限酒、参加体育运动等方式,改善不良生活习惯,改善亚健康状态。

张晓大等[3]探索中医治未病和体质学说与亚健康的关系,认为亚健康是处于健康与已病之间的阴阳失调临界态,属于"未病"的狭义概念。亚健康的证候与中医体质学息息相关。体质强弱及心理素质等机体反应性与亚健康的发生有明显关系。改善病理体质是预防亚健康的最佳选择,通过体质的调整、优化,可预防亚健康的发生,防止其向疾病的转化。

崔杰等[4]通过论述我国亚健康人群逐年增加的现状,阐明"治未病"思想对于构建健康管理模式的积极意义,倡导在目前以体检为基础的健康管理模式上,运用中医特色的四诊合参、体质学说、证候学说、七情致病学说,充分利用中医学针灸、推拿、饮片、导引练功操等综合的防治方法,建立完善的"治未病"健康管理模式。

2. 中医治未病的临床研究

(1)中医治未病指导慢性病治疗:王尚礼等[5]将辨证与辨体质相结合,通过不同的治疗方药、饮食宜忌、养生保健等方法,及时改善哮喘患者的病理体质以调整脏腑的阴阳失衡,从而减少或避免哮喘发生。

马龙等[6]将人群按照未发、欲病、病成、病瘥4个疾病阶段加以划分,并针对高血压病的不同人群采用不同的防治措施,从而构建出具有中医特色和优势的"高血压中医梯次防治模式"。

刘海燕等[7]应用"治未病"理论,重视优生优育宣传教育工作,注重在经期、孕期及产后等特殊时期的饮食、起居、情志等方面进行有针对性的调护指导。王永周

121

等[8]甄别产妇不同体质及病机特点不同,预防用药,调至阴阳平衡;结合运用按摩、针灸及现代仪器等促进产后康复,同时也注意产后情志疾病的预防,合理调整饮食,使产妇身心达到平衡,防患于未然。

王岗等[9]认为预防是解决糖尿病尤其是2型糖尿病流行的关键,用中医"治未病"思想来指导防治糖尿病,阻断糖尿病并发症的发生,减轻其并发症的症状。首先要调摄情志,合理膳食,劳逸适度。在脾瘅阶段及时治疗,防微杜渐。早期确诊的患者,要及早发现并发症,及早诊断和治疗,初确诊的患者要进行糖尿病教育,病情稳定期,要做到"法于阴阳,和于术数,食饮有节,起居有常,不妄作劳"。陈瑜瑜等[10]提出运用中医"治未病"理论参与糖尿病前期的社区干预,将预防重点放在社区,可有效阻断糖尿病的发生。

范高洁[11]总结了洪素兰教授应用"治未病"理论防治腰椎间盘突出症的经验:未病先防,首重情志调节,腹式呼吸,保持心情舒畅,重视形神兼养,节饮食、慎劳逸;结合自我按摩腹部以疏通经气。运用芪桂汤加减,坚持守方,按疗程正规治疗,同时结合情志疏导、推拿按摩等。病后防复,强调劳逸结合,坚持自我揉脐和按摩腹部,避免情志、饮食等复发因素。临床观察有效率达95.36%。

姜海华等[12]认为中风先兆期的各种症状一旦出现,要注意调摄精神,调整心态,保持心情舒畅,心胸开阔,乐观豁达,避免动怒、紧张、焦虑、恐惧、抑郁等不良情绪,可采用如养花、习字、作画、听音乐等来陶冶情操,修身养性,采取积极的防治措施可以防止中风诱因的发生。

(2)中医治未病指导危重疾病治疗:治未病理论在肿

瘤预防中具有优势,采用"扶正培本"等中药配合手术、放疗、化疗等综合治疗手段,能明显延长肿瘤患者的生存期,甚至治愈。中医药调整人体阴阳的偏盛偏衰,恢复其相对平衡,可以有效防止肿瘤的复发和转移。例如,肺癌的防治,吸烟和被动吸烟是肺癌的主要诱因,控烟是防治肺癌的关键。肺癌发病后往往广泛转移,预后差,无法根治,所以早发现、早治疗是十分重要的。中医传统养生法可提高机体免疫功能,改善心理状况,起到抗肿瘤作用。中医药治疗对肺癌可以减轻症状,稳定病灶,提高患者生存质量,延长生存时间[13]。

杜彩霞等[14]认为在无症状 HIV 感染期运用艾灸干预治疗属治未病范畴,通过艾灸治疗温经通络,达到行气活血,祛湿除寒,消肿散结,回阳救逆等功效,提高感染者集体免疫功能,延缓其向 AIDS 期过渡,或使其长期处于无症状 HIV 感染期,提高感染者的生活质量。

(3)针灸治未病的临床研究:杨晓波[15]治疗小儿支气管哮喘,将156例患儿辨证分型,以中药于三伏天穴位贴敷配合针刺、穴位注射治疗,结果156例患儿经过3个疗程的治疗后,总有效率为96.2%。

王洪彬等[16]提出针灸治未病应根据人体体质,选择适宜的针灸方法、腧穴、刺激剂量及介入的时机,才能取得良好的预防及治疗效果。

刘向春等[17]针对目前针灸疗法主要应用在疾病已经发生的阶段,在疾病前期应用不足的现状,提出应将针灸治疗疾病的时机前移至疾病早期,如糖尿病前期、代谢综合征、中风先兆、短暂性脑缺血等阶段,采用科学的研究设计方法,加强针灸预防疾病、干预疾病自然病程的临床疗效评价研究。

3.治未病健康工程的建设和实施

"治未病"理论源远流长,博大精深,是人们在长期生存和与疾病斗争中逐渐形成和发展起来的,形成了完整的理论体系,以及行之有效的预防保健和防治疾病的方法。充分发挥中医药预防保健和诊疗优势,能够满足现阶段我国医疗卫生服务低成本、广覆盖、低投入、高效益的要求。《国家中长期科学和技术发展规划纲要(2006—2020年)》中将"人口与健康"作为重点领域,明确提出要将疾病防治重心前移,坚持防治为主,促进健康和防治疾病相结合的战略目标。

2007年1月,国务院原副总理吴仪在全国中医药工作会议中,发表了题为"推进继承创新 坚定不移地发展中医药事业"的讲话,特别提道:"我特别提请大家思考和研究一个问题。中医学有一个理念是'上工治未病',我的理解就是重视预防和保健的医学,也就是防患于未然。如果预防工作做得好,身体强壮,抵抗力增强,不生病或少生病不是更好吗?……随着疾病谱的改变,医学模式由生物模式向生物、心理、社会和环境相结合模式的转变,以及现代医学的理念由治愈疾病向预防疾病和提高健康水平方向做出调整,'治未病'的重要性将会进一步凸显出来。我们要加强这方面的研究。"吴仪副总理一语道出了中医学思想的精髓,"治未病"的理念和实践被提升到了前所未有的高度,开启了中医"治未病"的新纪元。

此后,国家中医药管理局相继出台了《治未病健康工程实施方案(2008—2010年)》研究制定了《中医特色健康保障—服务模式服务基本规范(试行)》;在全国范围内组织开展了中医治未病试点工作,在服务模式、服务范围、服务内容、服务方式、服务监管等方面进行有益探索;确定上海市、广东省为实施中医治未病健康工程试点省市,开展区域性试点工作。

治未病健康工程的模式是:积极探索和完善以治未病理念为指导,融健康文化、健康管理、健康保险为一体的健康保障服务模式,通称 KY3H 健康保障服务模式,积极创新治未病服务内容和方法以及规范技术方案、完善评价体系。KY3H 健康保障服务模式是以"治未病"为核心,创新个性化的辨识、干预、保险系列产品,对"未病之人"提供健康咨询、促进和保障服务,实现"未病先防、已病早治、既病防变"的辨体施保(保健和保险)服务。

广东省中医院中医治未病中心的建设,以传统医学为基础,结合现代医学,融合现代科技,以"政府引导,市场主导"为机制,探索实践"治未病"思想的有效途径和模式,为人民群众提供最佳的预防保健服务。设立治未病专科,结合中医体质评估与心理评估、亚健康状态评估等方法,明确"未病先防"人群为重点服务对象,展开健康咨询和疾病早期干预,制订出具有中医特色的非药物疗法和中药外治法为主的中医干预治疗和健康调养方案。同时,加强医院、社区卫生服务中心与健康管理公司的合作,将各方的特色优势有机整合起来,实现全程健康管理推动中医从理念、临床实践到市场化产品的转化。

上海中医药大学附属曙光医院注重发挥自身优势,以多种方式实现"治未病"理念。自 1997 年以来,医院以健康俱乐部、健康宣讲团为主要载体,深入群众,深入社区,开展健康保健指导、防病宣教。曙光医院治未病中心引进 KY3H 健康管理模式,整合原有的中医"治未病"资源和优势学科资源,系统开展中医体质评估、健康保健指导、"中医治未病"进社区项目等以中医为特色的预防疾病及"治未病"工作。曙光医院中医"治未病"进社区推广项目包括四个方面的内容:①积极推广中医"治未病"理念,提高全民保健意识;②培养社区医疗队伍,识别亚健康人群;③推广适宜技术,提高社区便利性;④针对亚健康人群及社区常见病,实施干预措施。同时,通过开展讲座、会议研讨、治未病论坛、实践操作等形式,培训学生、社区卫生服务中心的医师以及社区卫生干部,使其更好地掌握"治未病"的理念和技术。把治未病技术推向社区,就是把中医预防保健服务落到了实处。中医"治未病"预防保健服务的开展,必将使中医药"治未病"的理论研究和技术水平在实践中得到不断的丰富和发展。

五、中医治未病学的提出

近年来,随着临床实践的深入开展,以及包括现代医学在内的科学方法研究中医热潮的掀起,对未病理论的探讨进入了一个新阶段。雷正荣在 1987 年《实用中医药杂志》发表的《中医未病学小议》中首次明确提出"未病学"应成为独立的中医分支学科。其后,中医未病学的研究逐渐深入并系统化。

1. 杨力与《中医疾病预测学》

杨力的著作《中医疾病预测学》以中医传统理论为基础,探索未病先兆和疾病的内在联系,透过人体发出种种信息,如潜病证、先露症、先兆征,如神志、性格、体表、九窍变化、排泄分泌物等分析判断可能发生的病理信息,把握疾病的先兆规律,并设法阻断它们的发展,切断可能开始的恶性循环,使疾病泯灭在发作之前。先兆征是疾病早期发现、早期诊断及早期治疗的关键,是未病先防、既病防变的关键。中医疾病预测学立足于疾病发生之前的潜病证阶段,开辟了未病学辨证论治的新领域,还着重早期阻截治疗,在预防医学和治疗医学上有积极的作用。

2. 宋为民与《未病论》《新编未病学》

宋为民等编著的《未病论》是在系统整理研究传统中医预防医学的基础上,初步应用分子生物学、分子遗传学理论与技术和全息生物学、时间生物学、隐序论等对传统中医未病学进一步阐发和提高,提倡从整体宏观法和分子层次的微观法进行全方位研究。宋为民将"未病"分为健康未病态、潜病未病态、前病未病态、传变未病态。①健康未病态:主要指尚未产生病理信息的健康人,亦即人体在没有任何疾病时的健康状态。②潜病未病态:指体内已有潜在的病理信息,但尚未有任何临界表现的状态,即病理信息尚处于"潜伏期",还未达到"显化"的程度。③前病未病态:指存在于机体中的病理信息已有所表露,但在临床上尚无定性的依据明确诊断其病症类型的未病态。④传变未病态:在病邪尚固定于某一脏腑而未发生传变,这种可能出现传变的脏腑的未病状态。

宋氏从中医未病学的考证沿革和未病学的目的、意义与研究方法等各个方面对《内经》的"治未病"思想进行研究和阐发,认为中医学由三大板块组成:一是临床医学,二是养生保健,三是"治未病"。并指出目前"未病学"的任务就是要促进介于健康态(第一种状态)和疾病态(第二种状态)之间的"第三种状态"(亚健康状态)向健康态转化。提出未病学的远期目标是实现"无医世界""无病世界",近期目标则是将预防医学推向一个新的发展阶段。

2005年龚婕宁、宋为民主编的《新编未病学》一书,在继承中医学治未病理论的基础上,融入了与未病相关的现代科学研究成果,深入、系统地探讨了未病的内涵和外延,构建了系统的未病学理论体系,展示了未病学发展的新理论和新思路。《新编未病学》从发病层次论、发病阈值论、潜病潜症论、基因组学、蛋白组学等方面阐述了未病学的现代科学理论基础,还全面介绍了运用生物钟法、全息法、体质法、微医学法等十多种现代研究未病学的方法,并详细列举了部分常见病、多发病未病态的防治。同时,围绕身体性未病、心理性未病、人际交往性未病、性未病等分析了未病与亚健康的关系,强调应结合现代养生保健新理论在未病学理论指导下防治未病。

3. 祝恒琛与《未病学》

祝恒琛在其主编的《未病学》一书中揭示:未病主要指人体开始有了病理信息,直到形成"已病"之前的各种状态。书中全面阐述了"未病学"的理念、渊源与发展;研究"未病学"的目的和意义;介绍"未病学"理论知识、诊断方法、应用技巧;重点讨论潜病证、前病证、传变证、衰证、变病证等未病态,也就是潜病(疾病潜伏期)、前病(疾病前驱期)、疾病的传变或转归恢复期的传变病证、衰老症(退行性病期等)、疾病伏邪(静止期)病机及显化方法和防治原则;增添了潜、前未病的宏观、介观、微观信息、符号的捕捉技巧;重视体质调节对治未病的意义和方法,讨论未病特定状态——亚健康状态,生物钟节律紊乱态;

并揭示心理障碍、社会适应不良的未病态和介绍临床常见病、多发病等方面的未病态、传变态的防治。将未病学的防治原则总结为预防原则(重防原则与防变原则)、三早原则(早发现、早诊断、早治疗)、综合思维分析原则、辨证论治分析原则、环境内稳原则等。明确提出未病学是研究未病各种形态特征及防治方法的一门新兴的科学,其目的在于尽早识别病理信息,尽早减轻其对人体的危害,保护机体的完整和健康。

参考文献

[1]陈家旭.《黄帝内经》治未病理论研究[J].中国中医科学院,2008(5):60.

[2]柴可夫,钱俊文."治未病"学术思想对防治亚健康状态的指导意义[J].甘肃中医,2002,15(5):5-7.

[3]张晓天,刘慧俊.中医治未病和体质学说与亚健康的关系[J].中国民族民间医药,2010(6):82-83.

[4]崔杰,高超.基于"治未病"思想浅探健康管理对亚健康人群的意义[J].医学理论与实践,2016,29(4):446-448.

[5]王尚礼,宋康.从体质谈哮喘的"治未病"[J].浙江中医药大学学报,2012,36(2):119-121.

[6]马龙,周英武,刘如秀.基于"治未病"思想的中医梯次防治高血压病模式初探[J].中医杂志,2012,53(16):1377.

[7]刘海燕,张士表,杜晓丽,等."治未病"理论在不孕不育症中的应用[J].河北中医,2013,35(4):526-527.

[8]王永周,王泽琛.中医治未病思想在产后康复中的应

用[J].泸州医学院学报,2013,36(5):503.

[9]王岗,郑成强,刘颖,等.浅析"治未病"思想在糖尿病防治中的运用[J].光明中医,2013,28(9):1808.

[10]陈瑜瑜,陈晓.中医"治未病"思想在糖尿病前期社区干预中的应用[J].河南中医,2012,32(2):157.

[11]范高洁.洪素兰教授应用"治未病"理论防治腰椎间盘突出症的经验[J].中医学报,2013,28(6):829-831.

[12]姜海华,刘日才,郭元敏.治未病理论应用于中风防治探析[J].中华中医药学刊,2009,27(2):410-412.

[13]项怡,张铭."治未病"思想与肺癌防治[J].辽宁中医药大学学报,2013,15(1):106-108.

[14]杜彩霞,周艳丽.从中医学"治未病"谈艾灸对无症状HIV感染期的干预作用[J].新中医,2009,41(9):8.

[15]杨晓波."治未病"理论在小儿支气管哮喘中的临床应用[J].中医儿科杂志,2013,9(4):43.

[16]王洪彬,李晓泓,赵舒,等.针灸治未病探析[J].中医杂志,2013,54(11):987-988.

[17]刘向春,赵宏,等.针灸"治未病"标准研究现状分析与对策[J].环球中医药,2016,9(5):517-520.

第二节 中医治未病与亚健康

一、未病等于亚健康吗

中医学认为健康是指机体内部的阴阳平衡,以及机体与外界环境(包括自然环境和社会环境)之间的阴阳平衡。如果人体自身的稳态以及人与自然、社会环境的协调被破坏,则标志着亚健康状态或疾病的发生。亚健康状态的发生是由于先天不足、劳逸失度、起居失常、饮食不当、情志不遂、居处不慎、年老体衰等因素,引起机体阴阳失衡、气血失调、脏腑功能失和所致。人体永远是处于阴阳消长、不断变化的动态过程,即使是健康人也会因为压力过大、生活无规律、饮食不均衡而在某个特定的时期内处于亚健康状态。

中医学"治未病"涵盖了现代医学的健康、亚健康和疾病状态。亚健康状态并不是人体身心完全健康的状态,而是人体已经出现"活力降低、功能和适应能力减退的症状,但不符合现代医学有关疾病的临床或亚临床诊断标准",大致相当于潜病未病态和前病未病态。潜病未病态指体内已有潜在的病理信息,但尚未有任何临界表现的状态,即病理信息尚处于"潜伏期";前病未病态指存在于机体中的病理信息已有所表露,但在临床上尚无定性的依据明确诊断其病症类型的未病态。

正如中华中医药学会温长路教授所指出,"未病"不仅是指机体处于尚未发生疾病时段的状态,而且包括疾病在动态变化中可能出现的趋向和未来时段可能表现出的状态,包括疾病微而未显(隐而未现)、显而未成(有轻微表现)、成而未发(有明显表现)、发而未传(有典型表现)、传而未变(有恶化表现)、变而未果(表现出愈或坏、生或死的紧急关头)的全过程,是一个复杂的系统工程。而亚健康状态仅仅是中医"未病""欲病"过程中部分阶段的表现,即疾病微而未显、显而未成的时期,它是病前的一种状态、一个过程、一段区间,不能概括中医"未病说"的全部,不能概括既病防变、病后防复等"治未病"思想。中医的"治未病"思想针对的不仅仅是亚健康状态,而是包括亚健康状态在内的具有更广泛的、具有超越时空意义的医学理念。中医治未病思想贯穿于健康人群、亚健康人群、疾病人群及康复人群防病治病的实践之中。

二、中医治未病的意义

医学发展的方向是以预防为主,医学的根本任务在于治未病。《未病论》一书中指出,发展未病学的近期目标是将中医未病理论融入预防医学的发展中,发展未病学的远期目标是把疾病消灭在未病阶段,从而实现"不医而治"的"无医世界"。中医"治未病"是疾病防治重心前移的重要举措,具有重大的现实意义。

1.为国民健康护航,延长人类寿命

中医"治未病",是以增强体质为核心的健身、防病思想,是以增强机体抗病能力为治未病的基本原则,从功能的、整体的变化来把握生命,其内容包括未病先防、有病早治、已病防变和病后调护四个方面。在当今社会中,心脑血管病、恶性肿瘤、呼吸系统病、营养过剩的代谢紊乱等慢性非感染性疾病已成为人类健康的最大杀手,这类

疾病目前尚无特效药。不健康饮食、缺乏身体锻炼、烟酒滥用、心理压抑是导致慢性疾病多发的主要原因，这些发病的危险因素都可以通过"治未病"的种种措施来预防和纠正。

科学研究证明，人的正常生理寿命应在100岁以上，而现实生活中仅有少数人可以活到百岁以上。长寿以健康为基础和前提，长期保持健康状态有利于寿命的延长，而每一次生病都是对生命的磨损，对机体稳态的干扰和破坏，会折损我们的寿命。疾病的反复折磨使我们离健康长寿越来越远。通过实践治未病的具体方法，改变不良的生活方式，加强自我保健意识，才有可能不生病、少生病而实现健康长寿、无疾而终。《中医现代化的指导思想与目标》提出了"辨证施保"，研究形成有效提高生存质量的养生、保健体系，明显降低疾病的发病率来延年益寿，这是21世纪中医现代化科技发展战略目标之一。"治未病"是人类保健养生、防治疾病的最高境界，能够满足人民群众日益增长的预防保健、延年益寿的需求，进一步提高人们的健康水平和生活质量，治未病是健康长寿的根本有效途径。

2.降低医疗费用,减少医疗成本

国民的健康是社会发展的基础和推动力。"看病难,看病贵"一直是国民非常关心的问题，为了防止医疗费用日趋高涨，减少医疗保健费用的巨大投资，国家采取了这样的策略:逐渐从以治疗疾病为主导向以维护和促进健康为主导转变，卫生工作的基本方针坚持"预防为主"。中医的防治原则始终贯彻"治未病"思想，要求医者在辨证准、用药精、价格低廉、使用方便上做文章。美国自20

世纪70年代开始进行国民的健康教育,使慢性病的发病率大幅降低,人均预期寿命延长了10年,而所用费用仅为同期医疗费用的1/10。中医"治未病"的特色和优势,体现在人们未病之前或处在亚健康状态下即时采取应对措施,防患于未然,使人们不生病、少生病或延缓疾病的发生,从而减轻医疗卫生负担,提高社会生产力,促进社会协调发展。

3. 发挥中医特色与优势,实现中西医学优势互补

随着医学模式由生物医学模式向"生物—心理—社会"医学模式的转变,疾病谱的改变,化学药品的毒副反应、药源性疾病、医源性疾病的日益增多,以及新发流行性、传染性疾病的不断出现,中医学"以人为本""天人相应""形神统一"的健康观念以及"治未病"的主导思想和养生保健方法能够更好地适应健康需求的转变。中医"治未病"主张通过饮食、运动、精神调摄等个人养生保健方法和手段来维系人体的阴阳平衡。未病先防:注重养生保健,增强体质,防止疾病发生,"恬惔虚无,真气从之,精神内守,病安从来",是通过精神调控,使真气从顺,从而使疾病不能发生或发展。欲病早治:充分应用中医对亚健康状态调整的优势,采取多种手段和方法促使亚健康(欲病)向健康转化。已病防变:把握某些常见病、慢性病的发展变化规律,采取以中医药为主的综合治疗措施,防止疾病的发展和传变。瘥后防复:在疾病好转或治愈后提前采取巩固性或预防性治疗措施,防止疾病的复发及可能带来的后遗症。"治未病"的核心就是"主动防范",在养生、保健、防病、治疗、康复等健康医学与临床医学全过程中都有突出意义。

现代的许多疑难杂症，一旦发病便难以治疗，最好的办法是在其发病之前阻止其发生，这也是未病学研究的主要内容之一。无论是多种疑难性的慢性病或是肿瘤癌症等恶性疾病，其发病都是由浅入深，长时间逐渐恶化的结果。这些疾病的初始期都存在一个发病的条件，也就是病因，倘若在起病初期的"病而未发"之时就能有效地祛除病因，则完全可以避免恶疾的发生。中医未病学还有助于我们了解各种疾病的致病过程及始发阶段的征兆，识别疾病到来前的危险信号，从而采取防治措施，将疾病消灭在萌芽状态，弥补预防医学的不足。治未病比治已病容易，花费又少，治未病的普及使疾病消灭在未病阶段，从而大大减少已病的发生，死亡率也将大为降低。治未病是积极的预防医学，是治疗难治之病症的上策。

"治未病"是中医学奉献给人类的先进和超前的思维，其实质就是"人人享有健康"。中医学在医学模式、理论特点和诊疗方法上，对疾病的防治都具有明显的优势。老百姓常说的"中医治本""中医治病去根""中医讲究调理"就是对中医诊治优势的认同。在亚健康状态的预防和治疗上，中医治未病不仅有系统的理论指导，还有完善的解决方案，有利于中西医学借鉴交流，取长补短，共同促进人类的健康，也是继承中医药学术和拓展中医药服务领域的重要途径，更是弘扬和传播中医药文化的重要载体。

三、治未病与亚健康干预

邓铁涛教授提出，"上工治未病是一个重要的指导思想，包括未病先防，已病早治，重点在于防病"，"未来医学必将把养生放在最重要的地位","实行'上工治未病'医学将以养生保健为中心",并指出,"人的欲望是无穷的,因此仍要靠中医的养生理论去教育那些纵欲无度的亚健康者"。

中医理论认为,亚健康的发病多因七情内伤,加之劳倦、饮食、生活不节等导致体内阴阳平衡失调,升降失常,气血津液、脏腑经络功能紊乱,导致心脾气血两亏、脾虚湿盛、肝郁气滞、气滞血瘀、肝肾阴亏。此时如不加调整,进一步发展,引起脏腑气血功能失调,将会导致气滞、血瘀、痰湿,郁久化热而出现热、毒、瘀、虚等一系列病理变化,主要涉及心、肝、脾(胃)、肾等脏腑。亚健康人群表面上没有病,但已出现了某些不适,诸如乏力、纳呆等生命活力的下降,这在中医学的概念里已被称为"病"了。中医所称"病"的范畴较西医学的大,包括了亚健康状态。中医学中虽无亚健康这一称谓,但亚健康可以是内伤杂病中许多病症的表现,是身体已经出现了阴阳、气血、脏腑、营卫的不平衡现象,只是尚未发展到西医学诊断的"已病"状态而已。

亚健康状态者属于中医学中的"病人"或"患者",属中医的"未病之病"和"欲病之病"范畴,也就是中医"治未病"的对象之一。"上工治未病"就是把亚健康状态经过及时有效的调控,使之转为健康状态。中医学的养生之道及医疗调养不仅能够增强体质,提高生活质量与整体健康水平,还对亚健康的预防具有积极的意义和明显的优势。

临床常见的亚健康状态,用现代检测手段无法解释,可借助中医治未病的思想和中医辨证的方法,用中医辨证思维阐述其病因病机,并以中医治未病的原则进行辨证论治。以中医理论为指导进行辨证调摄,根据处于亚健康状态者的体质状况及具体不适表现,予以相应的干预措施,如中药、针灸、推拿、药膳、气功导引以及心理治疗、音乐疗法、运动疗法等。亚健康状态的干预若有较明显异常的实验室指标可以适当加用西药,如果患者的临床表现不是西药适应证,则可借助中医治未病的理念和中医辨证的方法进行辨证调护,首选中医的非药物疗法,再选中药外用或内服。

中医治未病应用阴阳五行学说解释人、社会、环境之间的关系,符合现代生物—心理—社会医学模式。中医治未病重视情志、环境、生活习惯等因素在疾病发生、发展、预后方面所起的作用,重视对机体整体功能状态的调理,对亚健康的防治起到了很好的理论指导作用。《素问·上古天真论》云:"上古之人,其知道者,法于阴阳,和于术数,食饮有节,起居有常,不妄作劳,故能形与神俱,而尽终其天年,度百岁乃去。"这段话为治未病指明了方向,只要遵循养生的终极法则,我们就能保持健康无病,活到百岁,尽享天年。

参考文献

[1]宋为民,罗金才.未病论[M].重庆:重庆出版社,1992.

[2]祝恒琛.未病学[M].北京:中国医药科技出版社,1999.

[3]杨力.中医疾病预测学[M].北京:北京科技出版社,1999.

[4]祝恒琛,谢成.疾病预测学[M].上海:上海中医药大学出版社,2008.

[5]龚婕宁,宋为民.新编未病学[M].北京:人民卫生出版社,2005.

[6]王琦.中医治未病解读[M].北京:中国中医药出版社,2007.